娘の強迫症：巻き込みの渦が消えるまで

～三十年の道のりとrTMS療法との出合い～

著
宇沢あき代

星和書店

プロローグ

暑い夏の昼下がり、エアコンのよく効いた部屋で、16歳の紗矢《さや》は両手両足に柔らかな夏布団を絡ませて天井を向いたまま、口を少し半開きにして眠っていた。睡眠剤と鎮静剤がよく効いているせいか、微動だにしない。その顔にはシミひとつなく、もちろん皺《しわ》もない、つるりとした白いきれいな頬だった。

私は想像した。その顔にそっと枕を押し付ける。しばらくの間、静かに力いっぱい押し付ける。やがて呼吸が止まる。私は警察に電話をする。パトカーがやって来て警察官に事情を聴かれる。私はいろんなことに答える。裁判、そして刑務所で過ごす自分を想像する。たとえ刑務所であっても連続6時間くらいは眠らせてくれるだろう。ぐっすりと眠ることができる……。

——そんな想像さえしてしまうほど、その日の私は、睡眠不足でどうにかなりそうだったのだ。

今から振り返ると怒濤《どとう》の日々だった。強迫症（強迫性障害）に支配された紗矢、そしてその紗矢に支配された私。

手元に残してある膨大な記録を少しずつひもといていこう。

1989〜1994年　出生〜幼稚園

出生

まるで白雪姫のようなかわいい赤ちゃんだった。時代が昭和から静かに移り変わった平成元年、3月のある夜中に紗矢《さや》は元気な産声で生まれてきた。色白で真っ黒なフサフサとした髪の毛、体重はちょうど3000g。両親、祖父母、曾祖母に大切にされ、スクスクと育っていく。白雪姫のイメージは1カ月で消え去り、まるまるとよく太った赤ちゃんになった。

幼稚園

1歳児、3歳児の乳幼児健診でも何かを指摘されることはなかったが、1歳以降歩けるようになると、じっとしていられない、また紗矢の2歳上の姉である亜矢《あや》と比較すると理解力が悪く不器用という印象があった。長女の亜矢は2歳になった頃、教育テレビの「おかあさんといっしょ」を楽しそうに観ていたのだが、次女の紗矢は2歳になっても全く興味を示そうとしなかった。

女子マラソンで有森裕子が銀メダルを獲得したバルセロナオリンピックが開催された1992年。スクールバスで登園する私立の3年保育の幼稚園へ紗矢は入園した。当初から、その幼稚園では1年間だけお世話になる予定だった。

何かにつけて劣っている様子だったが、早生まれなのでさほど気にもしていなかった。その頃、家で「足を揃《そろ》えてお辞儀をする」動作を繰り返していたが、幼稚園バスの乗降時に先生に挨拶をしていたので、その動作を遊びでやっているのだろうと思っていると、そのうちにやらなくなった。

ある日、幼稚園の参観日に出かけた。黒板にピアジェの教材、形は丸・三角・四角の3種類、色は赤・青・黄の3種類、全9通りの磁石（マグネット）が貼られ、園児はそれぞれ先生に指定された磁石を取ってくる授業だった。他の園児は形も色も認識して指示された磁石を持って来るのだが、紗矢は片方の指示しか認識できなかった。また、画用紙に色紙を貼る作業では、紗矢はのりを色紙の表側に塗り、反対に貼ってしまったりした。しかし紗矢はそんなことには無関係で、声を上げおしりを弾ませて楽しそうにしていた。

後ろの掲示板には、園児たちが描いた「リンゴの絵」が貼られていた。ざっと全体を眺めると、一枚の絵が目に留まった。画用紙の下に「うざわ　さや」と表記されていた。他の園児たちは赤いリンゴなのだが、紗矢のリンゴだけは赤ではなく茶色っぽい混合した色合いだったのだ。夫と「さや画伯いいねぇ」などと笑ったりしたものだった。

翌年の1993年、4歳になった紗矢は、ほぼ全員が同じ小学校へ入学する近くの公立幼稚園へ転園した。園ではおとなしく友達もできない様子だったが、帰宅すると近所の同年代の女児たちと姉も含め一緒にままごとなどをして、楽しそうに遊んでいた。

紗矢は自宅では騒がしく何かにつけ頑固さがあったが、子供というのはそんなものだと思っていた。その頃私は病院で看護師として三交代勤務をしていたので育児と仕事の両立に奮闘の日々であった。子供たちはただかわいいだけの、ただの子供だった頃の幸せを思い出す。

1995～1996年　小学校入学～小学2年生

初めの症状

小学校へ入学した。1995年は地下鉄サリン事件が発生した年だった。理解力が悪いことにイライラしながらも宿題を教えたりしていた。友達ができる様子もなかったが、幼稚園の頃と同様に近所の子供や姉（亜矢）とは遊んでいたし、家では大きな声で明るく過ごしていた。

1年生の3学期になった頃、登校準備に時間を要するようになった。呼んでもぼうっとして返事がないことがあり、「早くして！　時間がないよ！」とよく急《せ》かしたり叱ったりしていたのだが、徐々に違った様相を呈するようになってきた。

焦点の合わないキョロキョロした視線。手や首を無意味に振る。

ある日、トイレへ入ったり出たりを何度も繰り返しているうちに便座に座るに至らず、おもらしをして、トイレの前で座り込み、ワーワーと泣いていた。「紗矢……？　どうしたの？」急いで着替えをさせてやりながら、押し寄せてくる不安。私も一緒に泣きながら震える声で「大丈夫、大丈夫」と言いながら、まだまだ小さかった紗矢を胸の中でギュッと抱きしめた。複雑な病気との闘いは、この日から始まったのだろう。

また別の日、客間の座卓の上に紗矢の目覚まし時計が置かれていた。そして、それはなぜか濡れていた。小学校入学の時に、自分で起きられるようにと買ってやった、ツインベルの赤い目覚まし時計だ。手に取ると、ポタポタと水が滴り落ちた。

「紗矢？　もしかして、この時計洗った？」

「うん……」

「なんで洗ったの？」

「汚れているから……」

「時計は洗うとダメなんだよ。壊れちゃうんだよ。わかる？」

「うん……」

そしてまた別の日、浴室の入り口で紗矢が立ち止まったまま、ドアを睨《にら》みつけていた。

「紗矢？　どうしたの？　早くお風呂入ろう」私は紗矢を促した。

紗矢はそのドアの取っ手を指さして、「のろい！　じいちゃんののろい！」とつぶやき、取っ手に触れることができなかった。

他に繰り返しの手洗い、キョロキョロと同じ部屋を何度も覗《のぞ》く動作、同じ場所を何度も歩く、特定の部屋へ入れないなどの症状があった。

（一時的なものなのか？　見て見ぬふりをする方がいいのだろうか？）

そう考えながら、私は明らかにおかしいと思いつつ、「それはクセだから気にしなくてもいいよ、みんなクセはあるよ」と、なだめていた。

小学2年生に進級して間もないある日の夕食後、紗矢は2階の自分の部屋へ行ったきり降りて来ない。様子を見に行くと、真っ暗な部屋の真ん中でランドセルを抱えて座り込み、「クセ～クセ～」と泣いているのだった。電気を点けようとする私に、「ダメーダメー！　電気をつけたら、ダメー！」と声を嗄《か》らして叫ぶ。何が起こったのかわからずドキドキしながらも、近づいて両手を差し伸べて、「大丈夫、大丈夫」と抱きしめてやろうとする私を振り払い、紗矢は学習机の前に立った。その後、一時間にも及び直立不動でその学習机に右手を何度も叩きつけながら泣き続けた。私はなすすべがなく、立ったり座ったりしながらオロオロするばかりだった。

当時、夜勤から帰宅すると、食卓の上にチラシの裏に書かれた子供たちからの置き手紙があった。

「おかあさんおしごとをやめてください。わたしもがっこうやめます。くせはなおりません」

紗矢が書いた、悲愴《ひそう》感あふれる幼い文字。

――今でもそれを手に取り、読み返すたびに涙があふれてくる。

私はその時に退職することも考えたが、職場の先輩たちに相談しても、「子供は一時的にそういうことがあるから仕事は続けた方がいい」との助言ばかりだった。

またなぜか学校ではそういった症状はないようであった。そんな症状が約６カ月続いた７月のある日、「もうクセはしないよ。ずーっとしない」と言ったきり治まってしまった。

「え？　本当に？　治った？　もう大丈夫？」

「うん、ほんとう」という紗矢の明るい声に安心した。

そうか、職場の人が言うように成長期の一時的なことだったのかと安堵《あんど》していた。

引っ越し

私は紗矢のこんな症状を心配して、１年生の３学期に担任の西野《にしの》先生（仮名）に電話で相談をしたのだが、興味のなさそうな様子で何の助言もなかった。

２年生の担任滝井《たきい》先生（仮名）――50代の女性教師――は私の話をよく聴いてくれて、あれこれと助言もくださった。「学校へ行きたくない」と言う紗矢を、忙しい朝に家まで迎えに来てくれ、夜には紗矢に「明日、学校へ来てね」と電話をくれた。また日曜日に、私と紗矢と長女（亜矢）の三人を先生の自宅に招いてくれたこともあった。おかげで欠席したのは1日だけだった。のちに、その滝井先生は県の教育委員会で重要なポストに就いたことを知った。

続けて保健所に相談した。紗矢は保健師から箱庭療法を受けた。さらに小児科受診。異常のない脳波を確認したのち、小児科医から指示されたのは母と子の会話を全部記録するということ。会話を記録するということは、母親が子供との会話を意識して大切なものとして扱い、母子関係や子供の心に好影響を与えるということだと理解した。

保健所長から母である私に対して、心理テストおよびカウンセリング、自律神経を整える方法などの指導があった。これで、なんとなく結論が出たと思った。紗矢の症状の原因は母であるこの私。母である私が何らかのストレスを抱えていて紗矢の成長に悪い影響を与えているために出ている症状ということなのだろう、と。

誰もはっきりと私にそうは言わないが、雰囲気的にそうだった。生きていたらストレスは誰だってあるだろう。強いて言えば、まだ明治憲法を引きずっているような義父母との同居問題か？　……それなら解決できると思い、家を出ることを決めた。子供たちを転校させることなく私たち両親の送迎で通学できるマンションへ引っ越すことにした。

翌年の1997年1月、引っ越しの日は雪がチラチラと舞う寒い日曜日だった。長男夫婦という立場の私たちが夫の実家を出ることを快く思っていない家族の手助けはなかった。それでも私たちは出直しをするつもりで明るかった。

引っ越し後の3学期の頃に、紗矢にまた繰り返しの手洗い、不必要に目や耳を洗う、消しゴムで袖口をこするなどの症状が出てきたが、それは短期間で治まった。

1997年　小学3年生

ランドクルーザーに乗って

平穏な日々はその後1年半ほど続いた。子供たちは毎朝夫が学校へ送り、下校後は元住んでいた夫の実家でひいばあちゃん（夫の祖母）と過ごし、私が仕事帰りに迎えに行った。週末は私たちも夫の実家で食事をしたりして過ごし、それは程よい距離感だと感じた。

私たち家族四人は、休日にランドクルーザーに乗り、できるだけ出かけた。車酔いしやすい長女の亜矢は助手席、私と紗矢は後部座席と決まっていた。夏休みには海や山や川へ行き、水遊びやキャンプをした。その夏休みの最後の日、1997年8月31日にダイアナ元皇太子妃死去の臨時ニュースが流れた。私はダイアナ妃とは同い年だ。

冬にはスキーに出かけた。紗矢はスキーが上手だったし、低学年の頃に少し習ったピアノも楽譜は読めなくても即興演奏が得意だった。

正月やお盆に親戚が集まっての宴会、家族でのクリスマスパーティーや誕生会など、紗矢は家でのそういったイベントが特に大好きで、超多忙ではあったが私と夫もまだ若く、楽しい日々だった。そんな日々は、あっという間に過ぎ去ってしまった。

1998〜1999年　小学4年生〜5年生

恋愛小説家

長野で冬季オリンピックが開催された1998年。

小学4年生の2学期、10月、寝転がって座布団に乗せた頭を規則的に左右に振る、電源スイッチを何度もパチパチと押す、繰り返しの手洗いなどの症状が出てきた。

1999年3学期に入り、徐々に儀式行動が増えてきた。

ある日私は、職場の同僚から借りたビデオテープで映画『恋愛小説家』を観ていた。強迫症（強迫性障害）の主人公が電源スイッチを繰り返し押してしまう、そして、いつもレストランの同じ席に座らなければならない、という場面を見た瞬間に「紗矢の病気はこれだ」と思った。この映画ではジャック・ニコルソン演じるメルヴィンは薬物療法で症状が改善され、ヘレン・ハント演じるキャロルとハッピーエンドだったことに安堵《あんど》していた。

すぐに精神保健福祉センターに相談に向かった。50歳前後の優しい笑顔の女性医師吉永《よしなが》先生（仮名）は、紗矢の症状を聞き、ジュディス・ラパポートの『手を洗うのが止められない』という本を貸してくれた。そして薬物療法が必要だとのことで、自身が経営される吉永クリニック（仮名）を受診するように勧めてくれた。

ノストラダムスの大予言

正式に「強迫性障害」（強迫症）と診断され、クロミプラミンが処方された。しかし錠剤が飲み込めず、つぶして無理やり口に入れたり「これを飲まないと病気が治らない」と脅したりしたが、どうやらこっそりと吐いていたらしく約一週間で挫折した。紗矢を叱るのもかわいそうで、小学生に向精神薬を飲ませるということにも抵抗があった。その頃私たちはまだ薬物療法を受け入れられる時期ではなかった。

いつの間にか家では、起床から就寝までのあらゆる行動が儀式化されてしまった。家族にも儀式行動を強要するようになり、いよいよ家族の日常生活にも支障をきたしてきた。

「学校へ行く」ということ自体も儀式化されていたようだったが、学校ではトイレの壁を触らなければならない、下校の際に横断歩道では白い車が行き過ぎた後でないと渡れないという二点のみだった。

ノストラダムスの大予言で人類は滅びると予言されていた１９９９年、私は急いで退職をした。事情を知らない同僚に「もう少しすれば夏のボーナスが出るからその後にしたら？」と言われ「そんな余裕があるなら退職はしない」と答えたのを覚えている。そして紗矢の儀式との格闘の日々がこの後2カ月間続いた。のちに、いくつもの苦難は来るのだが、今振り返ると、この2カ月間が一番つらくて苦しい時期だったのかもしれない。

儀式

例えば朝の起こし方では、私が「起きて」と3回声をかけながら3回紗矢の体を揺さぶった後、部屋の入り口付近で5秒ほど立ち止まり、退室し、冷蔵庫とトイレの間を6往復して椅子に座る。その後決められた会話をすると起きてくる。その間、夫は動くことは許されずじっと黙って新聞を読んでいなければならない。

朝食は、私が紗矢のお膳を食卓へ2回運び直しをする。紗矢は決まったみそ汁のすすり方をし、食事中に口元が汚れていてもいなくてもティッシュを4枚使って口元を拭く。梅干しを食べて、私と夫に漬物を2回食べる指示を出す。家族全員が紗矢に決められた順番で洗面所を使う。夫が着替えた時点で、紗矢はビオフェルミンと水を口に含み、夫が玄関を出た時点で噛《か》んで飲み込む。

学校からは必ずいったん以前住んでいた家（夫の実家）に立ち寄らなければならなかった。帰ってくる時間帯になると、私は夫の実家へ行き台所で座って待った。紗矢が着くと、勝手口の外に立ち「んーんーんー」という何とも不思議な声を発する。それを合図に、私は黙って勝手口を開けてやる。その後、制服から私服に着替えた紗矢は、倉庫にあるブリキ製のバケツに一定量の水を入れて、そのバケツの取っ手を両手で摑《つか》み、閉まった車庫のシャッターに一度だけ思い切り打ちつけなければならなかった。毎日同じようにガシャーンという音をたてた。そして、次には自転車に乗って前輪をくるりんと小回りさせなければならなかった。

スーパーへ買い物に行くと、必ずお菓子を四つ買わなければならなかった。よその子は楽しそうにお菓子を選んでいるのに、紗矢は思いつめた表情でお菓子を四つ選ぶのだった。

マンションの駐車場に着くと、先に紗矢だけ車から降りて、自宅のある6階まで上がる。紗矢は6階に到着すると、外廊下のアルミ製の柵を部屋の鍵でカンカンと叩くのだ。車に乗ったまま待機している私は、その金属音を確認すると車から降りて帰ることができる。エレベーターは二つあったが、紗矢は一人きりで左側に乗らなければならない。他に乗る人がいればやり過ごして一人で乗れるまで待っていた。私は絶対に右側でなければならなかった。

夕食時は紗矢がお茶を4回おかわりする。お風呂の準備は8時20分ちょうど、家族が入浴する順番も決まっている。紗矢の就寝時の方法も起床時同様に会話までもが決められていた。

他にも書ききれないほど儀式は多数あり、そして少しでもやり方が違うと「お母さん、違うよ！　今のはダメ！　もう一回やりなおしてー！」と顔を真っ赤にし、地団太《じだんだ》を踏んで大声を出すので、初めからやり直しになる。私たちはチラシの裏に、儀式の手順や交わさなければならない会話の内容までも詳細に記し、必死で付き合っていた。そのチラシはいつのまにかヨレヨレになっていた。

何回やっても、とうとうマニュアルどおりにできなかった日は、紗矢は布団をグチャグチャにして大泣きしてそのまま寝入ってしまうのだが、そんな日が2週間ほど続いた。入浴できずに眠ってしまった夜には、静かにそっと涙のあとの残る顔や、手や足、体を拭いてやり、着替えをさせてやった。まだ私が抱きあげて布団にまで運んでやることができた、二次性徴が始まっていない小柄な小学5年生の体だった。私はその寝顔を見ながら、しばらくの間メソメソと泣いていた。

巻き込まれる家族

ある日、夫はいつもより1時間ほど早く出勤して遠くへ出かけなければならず、紗矢もそれに合わせて早起きをしたものの朝の儀式がうまくいかなかった。「ダメー！　お父さん、仕事に行ったらダメー！」と紗矢は号泣していたが、「あとは私がなんとかするから、もう行って」と、時間の迫る夫を送り出した。しかし、やはりその後２時間ほど泣き続け、トイレへも行けないと言う。欠席させようと考えて、「今日はもう学校は休もう」と説得しても、「学校へはぜったいに行かなきゃダメ！」とワーワー泣きながら布団の上で大暴れする。途方に暮れた私が夫に電話をすると、どうにか仕事の都合をつけて片道50㎞を急いで帰宅し、無事に儀式を済ませてから再び仕事に向かった。

毎朝、紗矢の長い髪をポニーテールにしてやるのだが、髪を梳《と》かす時に回数ではなく何らかのタイミングがあるらしく、それを間違えると何回もやり直しになった。

ある日、特に何度も「やりなおし！」と言われ、とうとう私は紗矢の髪を強く引っ張り、ブラシを頭皮に押しつけ荒々しく髪を梳かしながら、「お母さん、紗矢のことなんか、産まなきゃよかった！」と早口でまくしたてた。すぐに自分の発した言葉を後悔したが、紗矢はさっきと同じ表情と口調で、「やりなおし！」とまた繰り返しただけだった。ああこの子は私の発した罵声《ばせい》など聞いてはいない、もう何を置いても儀式をすることだけが最優先なのだと落胆して、ボタボタと落ちてくる涙をぬぐいもせず、ポニーテールを仕上げてやった。

中学生だった長女の亜矢は、リビングのテレビを観ることを紗矢に禁じられており、また一緒にいると儀式に巻き込まれるので、食事と風呂以外は自分の部屋にこもるしかなかった。亜矢の部屋にはテレビを置いていなかったので、とうとうある日「もうこんな生活は無理」と元の家（夫の実家）へ一人で戻ってしまった。私たちは紗矢のことに必死で、亜矢のことに気を配ってやれなかったことは申し訳なかったが、亜矢もそのことは理解してくれているようだった。

私は仕事を辞めたので紗矢に付きっきりで、一緒に買い物に出かけたり、シルバニアファミリーで遊んだりした。それらのことが功を奏したかどうかはわからないが、強迫症状は徐々に減り、そして夏休み後半には消え去り、再び近所の友達と遊ぶ姿も見られた。

佐賀県

吉永クリニックに通院はしていたものの、服薬は拒否している状態で、他に何か手立てはないものかと思案していた。6月に、その頃普及し始めたインターネットでメール相談に応じてくれるという九州大学医学部の精神科教室に長文のメールを送った。2～3日後に返信があり、佐賀県の国立肥前療養所の山上《やまがみ》医師の受診を勧めてくれた。その件を吉永先生に話すと「それはいいね」と笑顔で紹介状を書いてくださった。

8月4日、私たちは家族四人（私、夫、亜矢、紗矢）で山陽新幹線で博多まで行き、レンタカーを借りて佐賀県の吉野ヶ里遺跡の近くにある国立肥前療養所へ向かった。紗矢はその頃、症状も落ち着いてきていたので、いつもの旅行気分で楽しそうだった。

柔らかい顔をした50代の山上先生は紗矢の表情を見るなり笑顔で「あ、元気そうだね」と言って、紹介状を読んだり私たちの話を聞いたりして、知能テストをした後、「ＩＱ63、適応力の悪さが症状の引き金になっているのかも。本人の言うとおりにしてあげること。叱るのも脅すのもいけない。強迫行為とわがままの見分けはすること。この先、良くなるか、うつ病になるか、大人の強迫性障害（強迫症）に移行するか今は全くわからない。とにかく薬物療法最優先」と言い、吉永先生同様にクロミプラミンの処方があった。

山上先生の提案で、病院の売店で買ったバニラアイスクリームに混ぜると服用することができ、先生が優しく褒めてくれた。帰りの新幹線の中、赤いチェックのワンピースを着た紗矢がポニーテールを揺らしながら、姉（亜矢）とはしゃぐ姿を今も思い出す。

佐賀県から帰宅すると、アイスクリームに混ぜたりしてもやっぱり薬は嫌だと言い、症状も落ち着いてきたため結局は服用しないままであった。私たちは、この時もまだ薬物療法を受け入れられる時期ではなかった。

そして秋、私と夫と紗矢の三人もマンションから元の家（夫の実家）へ戻ってきた。長女の亜矢が先に戻っていたということもあるが、マンションでパニックになり暴れる紗矢を見て、集合住宅で生活をすることが不安になってきたのだ。これでもう良くなったと思いたかったが、なんとなくこれで終わらないだろうという嫌な予感の方が大きかった。

お祓い

その頃、私の両親が「それは、何かの憑《つ》き物だろう」と心配してお祓《はら》いを勧めてきた。私と夫は半信半疑だった。

ものは試しと、私と夫と紗矢の三人でお祓いのために訪れたその家は、一見、普通の民家だった。そこを勧めた私の実母によってすでに予約済みだったので、玄関引き戸の横にあるインターホンを押して名前を告げた。ふっくらとした高齢の女性が「お待ちしていました」と応対してくれた。「どうぞ」と案内されたのは、段ボール箱などが置かれている雑多な薄暗い和室だった。私たち家族三人は用意された座布団に座った。紗矢は雰囲気を察し、おとなしくなった。やがて先客が帰る様子があり、ふすま越しに「宇沢《うざわ》さん、どうぞ」と野太い声が聞こえたので、「失礼します」と三人でその部屋へ入った。

俳優の山崎勉に少し似た70代の男性が、白い衣装を身に着けて座っている。床の間には祭壇が組まれ、置かれた三方《さんぼう》（台）には果物とお菓子が載り、日本酒もお供えしてある。その白装束の男がうやうやしくお辞儀をした後、「どうされましたか?」と訊《き》いてきたので、私たちは今までの紗矢の様子を簡単に説明した。

白装束の男は、紗矢の顔をゆっくりと、そしてじっと見つめ、「猫が憑いていますね。年老いた雌猫《めすねこ》です」と静かに言った。

「……猫ですか？……」私と夫はポカンとした。紗矢はもっとポカンとしている。

その後、その白装束の男は何やら呪文を唱えながら、並んで座っている私たち三人にお祓いの棒を右に左にと振った。そして、私たちが家へ帰ってから行わなければならない作業を二つ告げた。一つ目はトイレにお酒を流すこと。二つ目は枕元に盛り塩をして線香を立てるように、との内容だった。

今度は私たち三人が、うやうやしく頭を下げ、すでに準備してあった一万円札を入れたのし袋を渡してから、その家を辞した。

帰宅してから、夫は紗矢の右肩に自分の顔を乗せ、右手を丸め猫の肉球を真似《まね》て、「にゃーお」とおどけて言った。

2000年　小学6年生

2回目寛解の約2年

マラソンの高橋尚子が金メダルを獲得したシドニーオリンピックがあった2000年。まどかちゃん（仮名）という友達ができ、その子と私たち家族とで一緒にキャンプに行った。まどかちゃんと紗矢は二人でホームビデオでみんなのことを撮影して遊んでいたのだが、まどかちゃんがビデオを手に取り少し撮影すると、紗矢は「まどか、もう終わり。早く返して！」と偉そうに命令口調だ。

「紗矢、もうちょっと貸してあげなきゃ」とたしなめても、「もう、いいから」と、怒り口調の返事だ。まどかちゃんは遠慮してニコニコしているだけだった。高学年女子の人間関係が心配だった。

紗矢のＩＱは低かったものの、養護学校へ進学するほどの程度でもないのか誰からの助言もないし、私たち夫婦も本人も養護学校進学は本意ではなかった。

その頃私は、看護師としてパート勤務に復帰した。

◇

私のこと　―1961～1986年―

普通、全くもって平凡だった。

昭和36年、高度経済成長期の頃、３歳上の兄に続き、私は生まれた。健康優良児だった。裕福ではなかったが、両親は普通に働き、私たち兄妹《きょうだい》二人を育ててくれた。

小学２年生の時、家族四人で初めて遊園地へ行ったことがあった。数日前から心は躍り、何でも頑張ることができた。お昼に遊園地内にある食堂でおでんを食べた。外食などしたことがなかった私は、食べ終わった後に全員の食器を重ねて立ち上がり、厨房へ向かい歩き出した。それを見た両親と兄が笑いながら慌てて制止した。遊具に乗ったことは全く覚えていないのに、この場面だけが繰り返し思い出される。

安田講堂事件、あさま山荘事件、沖縄返還などは白黒テレビでニュースを観ていた。日中国交正常化となった年にはパンダのぬいぐるみが路上で山のように売られていた。子供心にも遠慮して一番安価な500円のぬいぐるみを買ってもらい、手縫いの服を着せたりして大切にした。ある日、友達と喧嘩《けんか》して学校から帰ってきた日、「学校は昼間にただ行っているだけ。私の本当の居場所はここだ」と自分に言い聞かせると、それだけで心は晴れた。両親と兄がまだ帰宅していなくて、狭小の家の畳でひとりぼっちで膝小僧を抱えても、明るい未来を感じることができた。私にとっての家庭はそんな温かい場所だった。

私が小学5年生の時、国語の授業で、確かあらすじを書く課題の際に、印象深い出来事があった。わりと早く仕上がった私の原稿用紙に、教師——すらりとした20代の女性の先生——が目を通し「ものすごく上手にできています」と褒めてくれた。そして「手本にするように」と同級生の前で読み上げ、私には「もう残りの時間は遊んでもいいです」と言った。昭和ならではの許された粋な教育方針だったのだろう。私は立ち上がり、教室を出た。まだ授業中の他の教室を横目で見ながら、校舎の東階段へ向かった。階段に少し座っていると、はめ殺しの小さな窓から射し込む太陽の光を感じた。そのあと、その階段をゆっくりと昇り降りして15分ほどを過ごしただろうか。その時の私の心の中は自己肯定感に満ちあふれていたことを覚えている。そして、その出来事はのちの人生に大きな自信を与えてくれた。

褒めてくれたのは、「作文」ではなく「あらすじ」だったのだが、調子に乗って小学校の卒業文集に「将来の夢は佐藤愛子さんのような小説家になりたい。いつか自叙伝を書きたい」と記したことを思い出す。今、思わぬ形で一部分夢がかなっていることに本当に驚いている。こんな体験談を出版するような人生でない方がいいに決まっているのだが。

中学時代と高校時代は理科と数学は嫌いだったが成績は普通、得意なモノマネを披露したりして友達を笑わせ、部活動に励み、時々お好み焼きとハンバーガーを食べて、ブルースリーと柴田恭平が好きだった。「何か手に職を」と言う父の勧めで看護学校を卒業して総合病院に就職した。仕事にもわりと意欲的に向き合い、職場の同僚ともよく遊んだ。道のりは地味だが、何の躓《つまず》きもなかった。家族、親戚、友人、近所にも何の問題も起きなかった。

その後1980年代半ば、いわゆる結婚適齢期を迎え、小学1年生になると皆がランドセルを背負うがごとく、周りの10名ほどの同僚や友人は全員が結婚した。兄も結婚した。

日本航空123便墜落事故が起きた1985年、親戚のおじさんの紹介で建設会社に勤める2歳年上の夫とお見合いをし、翌年結婚した。結納金とダイヤモンドの指輪をもらい、お色直しを何度もするド派手な結婚式と、ハワイへの新婚旅行。時代はバブルへと向かい、その後の苦労の予感など何一つなかった。

◇

2001年　中学1年生

思春期

愛子内親王が誕生された2001年。紗矢は小学校を卒業、そしてわりと元気よく地元の中学校へ進学した。まどかちゃんとは同じクラスにしてもらえるように、すでに6年生の担任の先生に依頼してあった。しかしそのことについては良かったのか悪かったのか私の中で今も疑問が残ったままだ。

まどかちゃんと一緒に合唱部に所属し、塾までも一緒に通っていた。夏休みには、夏祭りやプールなどへ一緒に行ったり、家へ泊まりに来たりもした。

その頃は、儀式や洗浄行為は年間を通してほんの3～5回ほどであった。

難しくなってきた勉強は理解できず、ただ座っているだけの授業や塾は苦痛だったと思う。まどかちゃんと一緒に過ごすことだけが楽しくて日々を送っていたのだろう。

ところが徐々に「疲れた」と口にするようになった。それは、まどかちゃんとの人間関係に歪《ひず》みが出てきたことが原因だった。3学期に、まどかちゃんと喧嘩《けんか》をしたらしく、大泣きしながら電話をしていた。それまでの喧嘩では、その都度仲直りができていたのだが、この時ばかりは違ったようだった。その後は、ため息まじりに登校するようになり、2月には、おなかが痛いとか、頭が痛いという理由で早退をするようにもなってきた。そのうちに塾も合唱部も辞めてしまった。

2002年　中学2年生

「儀式」「汚れ」「幻視」「死にたい」

4月、紗矢は中学2年に進級した。3学期にまどかちゃんからは謝罪の手紙をもらったが、クラス替えもありその後は疎遠になったようだった。

1年生で同じクラスだったあずさちゃん（仮名）と同じクラスになり、休み時間などは一緒に過ごしたようだったが、あずさちゃんには他にもたくさんの友達がいたので、以前のまどかちゃんのような存在にはなり得なかったようだ。

それどころか、紗矢は素行の悪い同級生数人から馬鹿にされたり、喫煙の見張りをさせられたりすることがあった。その件については私が担任に抗議をした後に、当事者が紗矢に謝ってくれたとのことだった。

——これらのことは紗矢には嫌な思い出として深く心に残り、この素行の悪い同級生たちは、20年を経過したのちに紗矢の病状にも影響を与える存在となる。

この頃から紗矢は自宅の特定の部屋へ入れない、新しい方のトイレしか使えない、お風呂での儀式といったことが始まった。そして、姑《しゅうとめ》のことを「ばあちゃんが汚れている。ばあちゃんと話せないし、ばあちゃんの作った料理も食べられない」と言いだした。また何か他にも儀式行為があるらしく、「クセのことで苦しい、治らない」と言い、遅刻するようにもなってきた。

いよいよ、これは薬が必要なのかもしれないと思って、「吉永先生に診てもらって、薬を飲もう」と説得を試みたが、「自分だけ違うみたいで嫌だ」と紗矢が言うので、もう少し様子をみることにした。

家族と一緒の買い物や温泉、私の実家への訪問などには喜んで出かけ、夏休みには親戚がやって来て庭でバーベキュー、夏に開催される各種イベントにも出かけて楽しんだが、それらの時には特に気になる症状はない様子だった。

しかしこの夏休み中に「霊が見える、風呂でピンクの髪の毛をしている」と言い、その翌日の夜には、汚れのことか儀式のことかで「もう死にたい」と言いながら泣いた。その後何度も口にすることになる「死にたい」という言葉を紗矢が生まれて初めて使った日だった。

お盆が終わり、夏休みの後半には、頻回の口ゆすぎや手洗いのため洗面所の床を水浸しにするようになったので、床にはビニールを敷いてマットを置き、何度も交換した。また寝る前に自室のドアの開閉を不必要にバタンバタンと乱暴に繰り返した。

3年ぶりの吉永先生、「気になること」

9月に小泉首相が日本の首相として初めて北朝鮮を訪問し、その後拉致被害者5名が帰国したというニュースが頻繁に流れていた頃だ。

2学期になったが、欠席が続いた。私は朝、声かけしても起き上がらない紗矢を、ベッドから無理やり引きずり降ろして叱責する。時には頬をパシパシと叩いてみる。「もう！　痛いよー」と紗矢は頬を押さえてメソメソと泣くが、私はかわいそうと思うよりもイライラすることが多くなっていた。二次性徴を経てふてぶてしくもなってきた紗矢に対しては、発症の時に思っていた「全力で助けてやる」という気持ちが少なくなってきた。もちろん紗矢の将来や人生を心配する気持ちはあったのだが、紗矢に振り回されて私自身がやりたいと思っていることを諦めることも多くなり、不満だらけだった。

その後も早退と遅刻が目立つようになってきたので、これはもうなにがなんでも薬が必要だろうと、叱りながら紗矢を説得し、９月７日に３年ぶりに再び吉永クリニックを受診した。吉永先生は成長した紗矢を見て「大きくなったね」と優しく診察室へ迎え入れてくれ、診察後フルボキサミン一日50㎎を処方してくれた。その時の診断は「発達障害とのこと」と記録に残る。

錠剤を上手に飲めるようになり、正確に服用したが１カ月が経過しても期待とは裏腹に様子は何も変わらなかった。むしろ、「台所の戸や廊下のカーテンが開いているとダメ、ちゃんと閉めて！」などと家族に強要するようになった。

10月４日、処方はリスペリドン一日１㎎とロラゼパム一日１㎎に変更になったが、10月下旬から「誰かと話した会話が気になって気になって仕方がない」と言いだした。吉永先生は処方を考えてくれたと思うのだが、当時効果を感じられたことはなく、心理士のカウンセリングも数回のみで、紗矢本人が拒否してしまった。

そして学校は欠席、遅刻、保健室、早退のどれかをセレクトしつつ過ぎ去り、春休みには「大変なことが起こった！」と言いながら掃除と洗濯に終日を費やす日があった。

２００３年　中学３年生

「汚れ」でパニック

２月にアメリカでスペースシャトル・コロンビア号が空中分解、墜落した２００３年。

４月、紗矢は中学３年生になった。学校では担任の配慮もあり、みなみちゃん（仮名）、しょうこちゃん（仮名）という行動を共にする同級生もでき、１学期はまずまずの登校だった。

しかし、自宅では汚染に関する強迫観念と強迫行為が増えていき、「汚れたー！」と騒ぎ立てては、上半身裸になりずぶ濡れで廊下や階段を水浸しにする。ある時は唾が飛んできたと言い、ある時はほこり、犬の毛、そしてあらゆる生活の道具で汚れたと言う。

そのたびに、私は怒りながらあるいは泣きながらモップを持って走った。時には紗矢に向かってそのモップを振り上げ、怒りのままに恫喝《どうかつ》した。国立肥前療養所の山上医師から指導を受けた対応の仕方はもうとっくに頭の中から消え去っていた。紗矢は歯ブラシが使えなくなり、毎晩小さい頃のように歯磨きをしてやった。紗矢はビデオテープを十数本、さらにＭＤウォークマンも洗った。爪を噛《か》むことが増え、食事はその頃から一人でリビングに続く和室で食べるようになった。

ある日、紗矢がリビングを歩いている時、「あれっ？　今、何か踏んだ！　何それー？」と振り返り、床を見つめている。

「うーん、プラスチックの……破片みたいだね。何だろう？」と、私はその小さな固い物質を手に取りじっと見つめるが、何かは不明だ。

「どうしよう、どうしよう。汚れた、汚れた」と紗矢は足の裏を気にしている。

「じゃあ足、いつものように洗ってくれば？」

「そんなんじゃダメだよ！　困った！　何、それー？」と大声で騒ぎだした。突然、床に寝転がり、手足に力が入りピーンと伸ばして、「うー」とうなり声をあげた後、大きな呼吸を繰り返す。かつて私が臨床で見たことのある強直性《きょうちょくせい》けいれんに似た、あるいは過換気発作にも似たパニック状態に陥った。

「気になること」で被害妄想、パニック

６月になると、紗矢は「誰かと会話すると、なんか気になって『今、なんて言った？』って聞き返したり、自分もちゃんと言えてないんじゃないかと心配になって言い直したりするんだけど、今日はそれが一番ひどかった」と言う。今までは気にもしていなかった家族との会話や、数年も前の過去の会話を思い出して気にするようになり、また、いったん気になると半日泣い

て過ごした。

10月頃から、誰かと会話することによって「気になること」ができると、その相手に「何かされそうで怖い」と体を震わせるようになった。

そしてこの時から「汚れ」「儀式」「気になること」に関する症状は定着し、内容を変えながら、時にはどれかが突出しながら、以後18年もの長い間、紗矢を苦しめ家族を振り回すこととなった。

多食、多動

その頃、学校を欠席し、家で過ごすことが多くなった。しかし、家にじっとしていられずお小遣いを持っては甘いものや、雑誌・CDを買いに自転車で走った。薬のせいなのか、特にこの頃から食欲が増進し、体重も増えてきた。お小遣いがなくなると、祖父母に執拗《しつよう》にねだり、また走った。

そして2学期はほとんど欠席し、フリースクールも数回試してみたが、メンバーやスタッフとの会話がまた気になり、行かなくなった。吉永先生のアドバイスは「学校は無理に行かせないで」とのことだった。

人との関わりを減らして、何か好きなことに集中していれば症状は少ないようだったので、できるだけ一緒に買い物などに出かけるようにした。相変わらず家でのイベントごとは好きで、また当時流行していた「モーニング娘。」が大のお気に入りで、うるさいほどの音量でＣＤやＤＶＤを毎日視聴していた。

「殺される」

吉永クリニックには月に2回の受診、長い待ち時間でも静かに待つことができ、処方内容はあれこれと変わったが、２００4年1月の時点で、一日量として、オランザピン10mg、フルボキサミン100mg、クロナゼパム０・５mgの処方となっていた。

卒業後の進路について、紗矢は「べつに行かなくてもいいんでしょ？　高校へは行かない」と言い、夫も「無理なんじゃないかな？　高校はやめたほうがいいと思う」との意見だったが、私だけが進学することを強く望んだ。紗矢の所属する場所、家庭以外での居場所が必要だと思ったのだ。

私立の明修高校（仮名）なら生徒数も少なく、生徒に応じて個別指導もしてくれると聞いていたので、どうにか通えないか？　そのうちに症状も良くなるのではないか？　と期待をしていた。——結果的に在籍は1年半、登校したのは2～3カ月ほどであった。この件に関しても、あの時の私の判断はどうだったのかと疑問は残ったままだ——。

1月に入試を受け、合格通知を手にして担任の先生から「おめでとう、一番乗りだね」と笑顔で声をかけてもらった時は嬉《うれ》しかったのだろう。中学校卒業も間近になった時点で登校回数も増え、2月には友達と一緒に買い物に出かけたり、ランチを共にしたりした。ハイテンションになり、バレンタインデーにはお気に入りの男子にチョコを渡した様子だった。思春期になり、男性への興味を示しだしたのはこの頃からだった。お気に入りの男子を見つけると、次々と告白した。

そして、中学校を卒業。卒業式には出席したのだが、当日の夜に同級生との会話を思い出し「気になること」ができて、パニックを起こし、大泣きした。また、春休み中に友達との電話内容を気にして「殺される〜！」と被害妄想になりパニックになった。その後、何度も口にすることになる「殺される」という言葉を紗矢が初めて使った時だった。

高校生活に不安が募るばかりだった。

2004年　高校1年生

叫び

アテネオリンピックが開催された２００４年、４月に私立明修高校へ入学。

紗矢にとっての汚染物は、誰かの息、新聞紙、ばあちゃん、家族の箸《はし》など多岐にわたっていた。シャワーや入浴回数は徐々に増え、多い時は一日10回にも及ぶことがあり、手洗いや足洗いも多くなった。床を濡らし、バスタオルを何枚も使用し、洗濯物も増えた。しかし洗剤までもが汚染物質となり、もう紗矢は自分では洗濯ができなくなった。

ＣＤなど身の回りの物も洗った。きれい好きな（？）はずなのに――言い換えると汚れが嫌なはずなのに――歯磨きや整髪はセルフではできないので手伝ってやらなければならなかった。着こなしや姿勢、立ち居振る舞いはなんだかだらしない。まだその頃は、紗矢に触れて身の回りのことを手伝ってやっても大丈夫だったが、のちに触れることも許されなくなる。

高校入学でハイテンションになった。同級生に積極的に話しかけ、登下校を共にした。好きな男の子もできたのだが、その子は他の同級生と交際することになり、普通に諦めた。しかし、４月中旬には「気分が悪い」と言いだし、早退するようになった。

吉永先生はオランザピンを中止したり、ペロスピロン、ビペリデン、ドンペリドン、クロミプラミンを処方したり、また中止したりして6月21日時点での処方はフルボキサミン一日100㎎、クロミプラミン一日50㎎となっていた。しかし、どの薬も効果があるようには感じなかった。

徐々に登校をしぶるようになった。6月の遠足はどうしても行きたいと参加したが、遠足当日に手洗いを繰り返したため、一緒に行動していた同級生に嫌がられた。

その頃から、「学校で同級生や先生が近くに来ると汚れが気になり耐えられない。席にも座れない」と言いだした。

6月中旬から学校へ行かなくなった。しかし白いブラウスにリボン、チェック柄のプリーツスカートという制服はお気に入りのファッションだったのか、学校は欠席しているのにわざわざ制服に着替えて一人で買い物に出かけていた。

吉永先生には入院の相談をし、デイケアの説明も受けた。6月下旬に「お姉ちゃんの部屋に誰か来た」「お父さんがおーいと呼んでいる」などと事実でないことを言い、吉永先生は「クロミプラミンの副作用かもしれません」とのことでその薬が変更になり、6月末時点での処方はオランザピン一日5㎎、フルボキサミン一日200㎎だった。

ある日の夕食後、好きなお酒で機嫌よく酔っぱらっているじいちゃん（舅《しゅうと》）との会話で「気になること」ができた。

――そもそも舅は、酔っぱらうと何を言っているのか、私にもさっぱりわからないのだが。

「ねえ、じいちゃん、じいちゃんってば、さっきなんて言った？」と、紗矢が問い詰める。

「んー……？」と、椅子に座ったままで、器用に眠っている舅は薄目を開けるが、再び眠った。

「じいちゃん、じいちゃん！」と紗矢は何度も声をかけるが、舅は「……」。もうすっかり、夢の中だ。

とうとう疑問を解決することができず、紗矢はパニックになった。今までのように泣くのでもなくけいれんのようになるのでもなく、目を見開き両手でこぶしを握り「あーーー！」と、約５秒、よく通る声で力の限り叫んだ。そのあまりにも大きな声に家族一同が驚いた。さすがにじいちゃんも目を開けた。

慌てて私は、そばにあったタオルを丸めて、紗矢の口に押し込んだ。

——その時から新たに追加となった「叫ぶ」という症状も、他の症状と同様に以後長い年月、紗矢自身と家族を苦しめることになった。

そしてこの日、紗矢は入院することを自分で決めた。じいちゃんはゆっくりと立ち上がり、フラフラと２階への階段を四つ足歩行で寝室へと消えた。

初めての入院

７月15日、大学病院へ入院となった。吉永先生から紹介された主治医は、強迫症専門の40代の女性医師、佐伯《さえき》先生（仮名）だ。大学病院の専門医に診てもらえるのだから今度こそは絶対に良くなると確信して、実際に入院するまでの間、私は待ち遠しかった旅行に行くがごとく、いそいそと入院準備をした。

夫も「今度こそ、期待できそうだな」と言う。そして紗矢に、「さーちゃん、入院して先生の言うことをちゃんと聞いて、いいお薬を出してもらって、病気治そうな」と話しかけている。

「うん、わかった」と紗矢も明るく返事をする。

「それで、また高校へ行こう」

「うん。そうする」

紗矢は病気が良くなることを本当に楽しみにしていた。

家族にも入院することを話すと、ばあちゃん（姑《しゅうとめ》）も「さーちゃん、よかったねー。病気、治してもらってね」と治ること前提の笑顔だ。

義祖母（ひいばあちゃん）、舅（じいちゃん）、姑（ばあちゃん）、長女（亜矢）も含め、家族全員が大いに期待した。この筆舌に尽くしがたい状況から逃れることができると、心からそう思っていた。

しかし残念ながら1カ月後、その期待は大きく外れることになる。

紗矢からは連日「もう、帰りたい」と泣きながら電話があり、「泣かないで、入院したばっかりなのに、頑張れ、病気治そう！」と励ますのだが、「帰りたい」とますます泣く。

紗矢がこんなに長期に家を離れたのは生まれて初めてで、私も一緒に泣いていた。遠距離にあった大学病院だが、毎日のように夫か私が面会に行き、こっそりと売店で紗矢の好きな甘いものを買ってやった。どうにか入院を頑張ってもらって、良くなってほしいと願うゆえの行動だったのだが、今になって考えると、私たち両親はもう少し距離を置いたほうがよかったのかもしれない。

入院後、やはり「汚れ」と「気になること」で何度かパニックを起こし、７月30日の夜はある患者との会話で確認ができずイライラして非常ベルを押してしまい、そのままＰＩＣＵ（Psychiatric Intensive Care Unit：精神科集中治療室）へ隔離された。紗矢は「鍵が外側からかかった部屋、トイレにドアがない、床にそのまま布団、Ｐ（ＰＩＣＵを意味する）に入って叫んでいたら薬を10錠くらい飲まされて眠くなった、もう嫌！」と憤慨していた。――10錠ということはないと思うが……。

翌朝、当直の高木《たかぎ》先生（仮名）――30代の男性医師――から電話連絡を受けた私たち夫婦は、その日は日曜日だったこともあり高校３年生の長女亜矢を連れて三人で病院へ向かった。気分転換に外出許可が出たので紗矢と共に家族四人でランチでもしようということになった。そのレストランで、紗矢は「サンダルがお父さんの靴に触って汚れた」と言って、サンダルを脱いで手に持ち裸足のままで洗面所へ向かった。サンダルと足を洗って出てきたが、膝から下は水が滴り落ちている。紗矢以外の私たち三人は「あーあー」と言いながら焦って周りに人がいないか見回した。その頃から、自宅以外の場所での洗浄行為も目立つようになってきた。

８月11日に紗矢への面会の帰り際、病棟の出入り口の鍵のかかる扉の所で、紗矢は「お母さん、一緒に帰りたい」と泣き崩れた。もうこれが永遠の別れになってしまうかのような悲愴《ひそう》な表情の紗矢を振り切るように、またねと手を振った後、駐車場で泣きながら看護師に電話をした。「寂しがっているのでお願いします」と。

しかしその夜、紗矢がナースステーションへ行き、看護師に不眠を訴えると「Ｐへ行く？」と脅すように言われ、「えー!?　Ｐへ行くって？」「ほんとうに？」と何度も確認しているうちに本当に――紗矢の後日談によると――Ｐへ連れて行かれたとのこと。主治医の佐伯先生は9日から2週間の夏季休暇に入っていたようだった。

翌日の12日、夫は一人で、主治医が不在なのでとりあえず外泊（一時的に自宅に戻す）をさせてもらおうと病院へ出向いた。そして、代診の高木先生から外泊許可が出なかったことに夫は立腹し、こんな様子では治療にもならないだろうといって、

「いったん退院させます！」（夫）

「そうですか」（医師）

というやりとりの末、夫は紗矢を退院させて連れ帰ってきてしまったのだった。

帰りの車の中で紗矢は「お父さん、本当にありがとう」と涙ながらに感謝したという。私はひとり蒼《あお》ざめた。――高木先生にはのちに月丘病院でお世話になることになる。

レボメプロマジン

2学期になった。私はまだ紗矢を登校させることにこだわっていた。

「フラフラする」と言っている紗矢の体を、「早く、起きなさい！」と怒鳴りながら、何度か

叩き起こした。この頃から出かける前にはシャワーが必要になる時があった。登校できても誰かと会話することによって「言われたとおりにしなければいけない」などとこだわり、「殺しに来た〜！」とパニックになる。

この時点での定期薬の記録を紛失してしまったが、吉永先生と大差はなかったと思われる。頓服は大学病院に入院した頃からエチゾラムを使用していたが、９月19日に、初めてレボメプロマジン５㎎錠が処方された。そしてこの日からレボメプロマジンとの付き合いも——一時期の休薬もあったが——長期に及ぶことになった。同日にリスペリドンが量は不明だが増量され、さらに一週間後には２錠から３錠に増量されたとの記録が残る。

不調の時はカラオケやドライブで気分転換をさせていたが、パニックで大声を出す時は相変わらずタオルで口を塞いだりしていた。大声を出す紗矢を見て舅や姑は、紗矢はいったいどうなってしまったのかとオロオロし、義祖母は「私が世話をしたせいで、こうなった」と泣いた。夜中に叫んだ時は長女の亜矢も「怖い……」とつぶやいた。

私はとにかく叫ばれるのが嫌だったし、怖かった。叫んでいる途中に来客があったらどうしようとも思い、何度叫ばれても全く慣れるということはなく、その度にドキドキした。

紗矢はレボメプロマジンを飲むと思考が鈍くなって眠くなり、翌日の昼頃まで深く眠った。それが本当にありがたかった。そして私は、予め夕方にレボメプロマジンを飲ませるようになっていった。姑が、「薬はいいことないよ、学校へ行くようにね」と紗矢に言った。それを聞いた私は、そんな状況ではないと心の中で否定したが、その姑の意見の半分は正しかったのかもしれないと今は思う。以後レボメプロマジンの量は増え続けるのだった。

119番

紗矢は、学校はほとんど欠席していたが、大好きなイベントである文化祭にはどうしても参加したくて、11月末の文化祭の2日間を含め4日ほど登校した。その頃から「汚れ」や「気になること」には無関係に「ドキドキする」「震える」という症状を時々訴えた。紗矢は勝手に佐伯先生に電話して、「救急車を呼んでもいいですか?」と訊《き》いたこともあった。

そして12月のある日のこと。

亜矢（長女）が私に電話をかけてきた。

亜矢の話によると、今、高校から帰宅すると家の前に救急車が止まり、中を覗《のぞ》くと紗矢が横たわっているという。救急隊員に「家族の方ですか?」と訊かれ、「そうです。姉ですが」と言うと、「通報があって来たのですが、病人らしき人がいないので探していると『私です』と名乗り出て、救急車に乗ってこられたのですが……どうやらなんともないようで……」と救急隊員は困惑しているという。

私は驚いて、亜矢に「えー！　救急車には帰ってもらって！　お母さんが帰るまで、紗矢を見てて！」と頼んだ。

「わかった」と亜矢は頼もしく答えてくれた。

その出来事の後、やはり無理に退院させたのが悪かったのか？と反省もしつつ、再入院の相談もしてみたが「一度目の入院で、ああいう形だったので病棟の方もちょっとということなのです……入院を希望するのなら民間の病院を紹介します」との返事であった。自宅で頑張るほかはなかった。

記録によるとこの時点でリスペリドンはオランザピンに戻されつつあった。

ヤンキー母校へ帰る

その頃、前年２００３年にドラマ化された『ヤンキー母校へ帰る』を観てから、原作者の本を買って読むなど興味を持ち、北海道の北星学園余市高校（略称：北星余市）へ行きたいと言いだした。

「北星余市へ行きたい！　ねえ、行ってもいいよね？」

「紗矢は病気だから、お母さんとお父さんと一緒に暮らしていないといろいろと困るよ」

「なんで？　なんで？　大丈夫だから、行かせて。今日電話したら、パンフレット送ってくれるって」

紗矢は勝手にその学校に電話をしてお願いしたようだった。

「汚れだって気になるし、誰かとの会話で気になることができたりして、大変でしょう？　時々叫んだりもするし、無理無理」

「大丈夫、北星余市なら絶対大丈夫、先生たちだっていい人ばっかり」

「県内の高校でもダメだったのに、遠い北海道へ一人で行っても無理でしょう？」

「行きたい。行きたい。絶対行きたい。大丈夫だもん。寮だってあるし」

紗矢はその許可を取りつけたいという下心から犬の散歩や食器の洗いものを頑張ってみたが汚れが気になって挫折。紗矢は診察の時に、佐伯先生にも同じことを訴えていたが「今は無理です」と返答されている。しかし、何度言い聞かせたり叱ったりしても、紗矢は毎日毎日、何度も何度も言い続けるのだった。

そしてその年の12月に隣県で北星学園余市高校の学校説明会があるというので、私と夫と紗矢の三人でドライブがてら出かけた。紗矢は大喜びだった。心配したが一人で大丈夫だと言うので、紗矢だけで2時間ほどの説明会に参加した。教師から「まず病気を良くしてからね」とのアドバイスを受け、「わかりました」と、とりあえずは諦めたようだった。

その2時間の間、夫と二人で近くの美術館で催されていた「シャガール展覧会」へ行ったことは、あの頃の束の間の休息であったと今も思い出に残っている。

２００５年　16歳

東京

ＪＲ福知山線脱線事故が起こった２００５年。やはり欠席が続く紗矢を起こすことは諦めた。留年が決定し、学校を続けることも諦めた。しかし私は、まだ正式に退学届を出すことには、ためらいがあった。

症状は「汚れ」「気になること」「パニック」「叫び」「ドキドキしたり震えたり」。紗矢はレボメプロマジンの効果で昼頃まで眠り、午後はゴロゴロしてテレビを観たり、食パンの耳を油で揚げて砂糖をからめたり、クレープを作ったりした。

私がパート勤務から帰宅すると付きまとい、「お母さん、どこかへ出かけよう」と言うのがお決まりのパターンになっていた。

「お母さん、どこかへ出かけよう」

「ちょっと待って！　今帰ってきたばかりなんだから！　お母さんは疲れてるんだから」

私はイライラしながらも、結局そうするしかなくあちらこちらと連れ出して過ごした。

もし紗矢が、普通に高校へ通っていれば、姉の亜矢のようにあらゆる人々との出会いがあっただろう。それは同級生、親友、親友の家族、先輩、後輩、教師、学校運営に関わる職員、あるいはバイト先の上司や仲間などだ。そして、それらの人々との関わりを通して、喜怒哀楽や多くの学びがあっただろう。

学校へも行かず社会との繋《つな》がりがない紗矢に対して、私は母親のみならずさまざまな役割を担う必要があった。

不安感が強い夜は紗矢の部屋へ寝袋を持ち込み、一緒に寝た。その頃、頓服のレボメプロマジンは一日量として15㎎服用していたが、2カ月後の3月には25㎎にまで増えていた。受診は2週間に1回、2月8日の処方ではオランザピンとクロナゼパムの処方との記録がある。

4月、亜矢が東京の専門学校へ進学するので送っていくことになった。

紗矢は「東京？　まだ行ったことない。行く行く、絶対一緒に行く！」と言う。紗矢を連れて行くとなると、公共交通機関の利用は不安なので、夫の運転する白いクラウンで行くことにした。車は変わっても座る席は同じだ。8日の午後に出発、高速道路を走り、夜中に東京の東小金井市に着いた。健康ランドで朝まで過ごし、亜矢の寮がある吉祥寺へ向かう予定だった。

その健康ランドにはカラオケ設備があり、紗矢がそのカラオケルームを覗《のぞ》いた際に、男性客が何か少し話しかけてきたらしく、「なんて言われたんだろう？　気になる。怖い」と顔をしかめる。私は「早く寝よう」と、すでに女性客数人が眠っている畳の部屋へ連れて行き、いつものようにレボメプロマジンを服用させ横になろうとしたその時、突然紗矢が両手で耳を塞ぎ

「あーーー！」と大声で叫んだ。いつものようにタオルで口を塞いだが、その大声に部屋で眠っていた客たちが飛び起き、奇異の目を私たちに向けた。

紗矢は両手で耳を塞いだままうつむき、何かに怯《おび》えているようだった。スタッフが「何かありましたか？」と駆けつけた。私は「すみません」と何度も頭を下げて謝った。私は口の中がカラカラになり、慌てて別室のリクライニングシートで眠っていた夫と亜矢を起こし、すぐさま健康ランドを退散した。なぜそんな計画にしたのか？　どう考えても、あの時の健康ランドで夜を過ごすという計画は全くの失敗だったと反省するばかりだ。

翌朝早く、まだ眠る紗矢と亜矢を車中に残し、井の頭《かしら》公園を夫と二人で散歩した。――あの時満開だった桜は悲しみとともに今も脳裏に焼きついている。

2度目の入院

東京から帰って間もなく、紗矢は連続でパニックになり、大声で叫んだ。原因は「汚れ」「気になること」のこともあったが、理由もなく「調子悪い～」と言いながらただ叫ぶ時もあった。ドライブをして車中で叫ばせていた時、私はハンドルを握りながら悲しくて、こんなにも涙があるのかと思うほど、あとからあとからどんどん涙があふれてきた。どこをどう走っているのかもわからない、とにかく走った。ひとしきり走って泣き疲れた後、どうにかもう一度入院させてもらって強迫症を専門としている佐伯先生の治療を受けさせてほしいと願った。

4月中旬に受診、佐伯先生は民間病院を二つほど勧めてくれたが、是非大学病院でお願いしたいと懇願し、入院させてもらった。紗矢は泣いていたが、症状が悪かったので入院に納得していた。

私たちは、本当に今度こそは、つらくても寂しくても紗矢には我慢させて、入院治療が続行できるようにと願った。

当時の処方はパロキセチンやフルボキサミンなどの記録がある。

佐伯先生から、4月18日の医師のカンファレンスで紗矢の被害妄想は強迫症なのか統合失調症なのかという議題になり、やはり紗矢の場合は強迫症の症状をおさえることが先決ということになった——との説明を受けたとの記録が残る。しかし、1カ月後私たちは愕然《がくぜん》とするのだった。

2回目の入院ということもあり、病院にも慣れた様子で、同い年の女子の患者や他の女性患者とも話しているようだった。前回のように、泣きながら電話がかかってくるということはなくなった。化粧をしてお気に入りの男性看護師にしつこく付きまとい、注意された。「気になること」の症状で時々パニックになり、PICUへ隔離されたこともあった。

そして入院から約1カ月後の5月中旬のある日の午前、佐伯先生から「どうしても今日中にご両親揃《そろ》って病院へ来てほしい」との電話があり、何事かとドキドキしながら二人とも仕事を中断して出向いた。

佐伯先生からの話は、「昨夜、男性患者と二人でふざけてトイレへ入り中から鍵を閉めたんです。もし何かあったら責任が持てないので、今すぐに退院してください」とのことだった。夫と二人で思い切り落ち込んだ。――もう思い出したくもない一件である。

紗矢に直接その件について問い詰めても、「だって○○さんが―……」などと、相手のせいにして、さほど悪びれた様子もなかった。

さまざまな思いが頭の中を駆け巡った。この件は前回の入院中に勝手に連れ帰ってきた罰なのだろうか？　もう二度と大学病院では入院できないのだろうか？　性欲は食欲と同様の基本的欲求であり、ああいった逸脱行動は何かしらの一つの症状だと思っていたが、精神障害でも理性が働かないと入院はさせてもらえないということか？　これからどうしたらいいのか？……ひとしきり頭を抱え込んだ。当然、入院治療の効果は何もないままだった。

月丘病院入院

大学病院を退院後は「汚れ」の症状が突出してきた。

当然、家と入院中では状況が異なる。

病院や学校では人との関わりが多く「気になること」ができるが、家では会話は家族だけで、しかも家族はその症状に慣れてきたこともあり、何回でも確認ができる。私が間に入って解決してもやれる。

お風呂は病院のように制限がないので家では入り放題になる。頻回に入浴をして、湯船の中で口をブクブクしなければならないと言う。紗矢はバスタオルを巻いただけで、わりと距離のある西の離れの2階の紗矢の部屋と母屋の東側にある風呂場を何度も行き来し、顔を真っ赤にしてハアハア言いながら「ドキドキして苦しい、入院したい」と訴える。

5月24日に大学病院を受診、佐伯先生は不在だった。代診の先生が月丘《つきおか》病院（仮名）を紹介してくれて当日入院した。さすがに退院して10日ほどしか経過していないので、大学病院への入院は無理なことはこちらも承知の上だった。

月丘病院の主治医は、その後長い間お世話になる30代の女性医師の北川《きたがわ》先生（仮名）。紗矢は自分で希望したものの、いざ入院すると「もう退院する」と毎日のように言い、看護師には「大学病院へ帰らせて」と執拗《しつよう》に迫る。それを聞いた、小太りの40代の女性主任看護師は、大学病院での退院理由を持ち出し「あなたが悪いのでしょ！」と鬼の形相で私と紗矢に向かって声を荒らげた。ただ怖かった。看護師は白衣の天使といわれるが、天使とは程遠く見えた。

入院すると、制限があるので「汚れ」にまつわる入浴問題は解消されるが、「気になること」の症状が突出してくる。「気になること」を確認しようとして、患者であろうがスタッフであろうが相手を追いかけまわすのだがうまく解決できず、パニックになり、その都度外から鍵のかかった保護室に合計3回隔離された。

7月10日に病気が良くなるわけでもなく退院した。結局は入院治療しても治らない病気なのだと落胆し、また同じ生活が続くかと思うと気が滅入《めい》るばかりだった。

処方はパロキセチン40㎎との記載があるが他にも何か服用していたと思われる。レボメプロマジン、睡眠薬はゾルピデムを使っていた。

復学できる期待を込めて高額の授業料を一年間払い続けたが、もう高校など、どうでもよかった。正式に退学の手続きをした。

方程式

退院してきてからも、紗矢は相変わらず買い物に走っては食べ、「汚れ」「気になること」「パニック」「叫び」、レボメプロマジンとゾルピデムで昼夜逆転、私も昼夜逆転になり、パート勤務とはいえ仕事どころではなくなった。仕事を休み、紗矢に付きっきりの状態だった。

8月、再び受診は大学病院の佐伯先生に戻り、パロキセチン増量となっている。紗矢の病気は重症で医学的にも限界なのだなと思い始めた頃だったが、「大学病院の強迫症の専門医」にこだわり、退院後は佐伯先生の診察を希望した。

いつの間にか、レボメプロマジンは5㎎錠から25㎎錠になり、一日量として75㎎～125㎎と、増えつつあった。紗矢の体重は65kgになった。

その頃から私は安心して寝室で眠ることができなくなり、紗矢の部屋の前の廊下で布団を敷いて寝ることにした。紗矢の部屋のドアを開けたままにして、「気になること」や「汚れ」について相談に乗ることで解決ができる場合もあった。そして紗矢が眠りにつくまで、私は亜矢（長女）のために買った中学時代の数学問題集の簡単な方程式などをひたすら解いた。解答を確認して正解だと気持ちがすっとした。

一番きれいだったとき

本書の冒頭、プロローグに描いたシーンはこの頃のことだった。——

茨城のり子さんの詩に「私が一番きれいだったとき」というのがある。

暑い夏の昼下がり、エアコンのよく効いた部屋で、紗矢は両手両足に柔らかな夏布団を絡ませて天井を向いたまま、口を少し半開きにして眠っていた。その顔にはシミひとつなく、もちろん皺《しわ》もない、つるりとした白いきれいな頬だった。紗矢は、人生で一番きれいなときだったのだろう。レボメプロマジンがよく効いていたのだろう、微動だにしない。

睡眠不足ですっかり疲れ切っていた私は、部屋の真ん中で佇《たたず》み、紗矢を見下ろし、その顔をしばらく見つめていた。これからいったいどこへ向かうのか？　いよいよこの子を殺して私も死ぬしか解決策は残っていないと思い詰めた。最後にはその手段があるということが救いにさえ思えた。生きることは永遠ではないのだから、と……。

私は想像した。その顔にそっと枕を押し付ける。しばらくの間、静かに力いっぱい押し付ける。やがて呼吸が止まる。私は警察に電話をする。パトカーがやって来て警察官に事情を聴かれる。私はいろんなことに答える。裁判、そして刑務所で過ごす自分を想像する。たとえ刑務所であっても連続6時間くらいは眠らせてくれるだろう。ぐっすりと眠ることができる……。妻が娘を殺したことになる夫、母が妹を殺したことになる亜矢。そして、紗矢は一番きれいだったとき母に殺された……。いけない、いけない、そんな結末はいけない。私はそっと部屋を出た。――その日の私は、実生活と刑務所の生活を比較して、刑務所に軍配が上がるほどにも睡眠不足でどうにかなりそうだったのだ。

叫び続けた4カ月

9月頃から原因は特にないのにドキドキして「叫ぶ」回数が増えてきて、その症状が主役となってきた。毎日レボメプロマジンを飲ませるしか方法が思いつかなかった。

9月下旬になって外出先でも「叫びそう」だと紗矢が言うので、急いで帰宅した。外出中どうにか持ちこたえても、帰宅後には叫ぶ。私は怖くなって、もう外出もあまりできなくなってしまった。あんなにお出かけが好きだった紗矢自身も外出したがらなくなった。

叫んだ時に口を塞ぐためのタオルを準備して、昼間でも雨戸を閉め切って来客がないことを祈りながら、紗矢とよく一緒に大音量でＤＶＤを観ていた。客が来た時は、玄関ドアを少しだけ開けて、早口で忙しそうにそっけない対応をして早々に帰ってもらえるように仕向けた。こちらまで気が変になりそうだった。

夕方に「何か怖い感じ」「頭が、ぼうっとして目が変な感じがする」などと訴える。昼夜逆転しているので、夜中に叫ぶこともたびたびだった。

10月28日の診察で、紗矢は「入院したい」と訴えたが、佐伯先生は「入院しても同じです！」との厳しい返答だった。

頓服にハロペリドールが処方されるが効果なし。

11月9日にはクロミプラミンとオランザピンが増量となっている。

11月16日にはまたクロミプラミン増量、25日にはクロミプラミン中止でパロキセチン再開となっている。私は薬の内容については一切気にするどころではなく、処方された薬を忘れずに正確に飲ませることだけに努めた。

11月中旬頃だったか、私はいてもたってもいられず、佐伯先生に電話をしてしまったが、電話の向こうで先生も困った様子だった。無意味な電話であった。

紗矢もさすがに12月が近くなると「なんで叫ぶの？　なんで治らないの？　いつ治る？　薬

が悪い？」とつらそうに言った。大好きなクリスマスやお正月はすぐそこだった。

その頃は、毎夜紗矢の部屋で一緒に寝てやり、何の根拠もないのに「大丈夫、大丈夫。絶対治るよ」と言いながら、母親の私よりも1・5倍ほども大きくなった体を小さい頃のようにヨシヨシと撫《な》でてやった。この頃はまだ紗矢の体には触れても大丈夫だった。

12月になると、よく眼球が挙上《きょじょう》し白目をむき、顔を天井に向けて歩くようになった。

12月7日に受診すると、レボメプロマジンが原因だろうとのことで頓服がリスペリドン内用液に変更となったが、やはりこれも「叫び」や眼球の症状には効果はなかった。

症状は良くならないままにクリスマスが終わり、2005年は終わった。

2006年　17歳

ビペリデン

そんな状況のまま新年を迎えたが、「叫び」が続いているので、親戚には事情を説明して紗矢の大好きな恒例の宴会はない寂しいお正月となった。この年、2006年の9月に安倍晋三が第90代内閣総理大臣に就任し、第一次安倍内閣が発足した。

1月4日受診、佐伯先生からは、「叫びたいなら叫んで」という指導。こちらはたまったものじゃないが仕方がない。頓服はオランザピンになったが効果は不明で、もうなにがなんだかわからない。

紗矢は叫んだ後に「病気がぜんぜん治らない」と泣いている。異常なほどの食欲で「吐きそう」と言いながらまた食べる。体重はすでに70kgを超えていた。

1月11日、叫ぶ紗矢には留守番をさせて、私一人で大学病院へ定期受診をした。そして、ビペリデン一日2mgが開始となった。早速、その日の昼に服用を開始したが、夕方にはもうすでに効果が出てきた様子で、一週間後には叫びも眼球の挙上《きょじょう》もほぼ治まった。

1月18日にはビペリデンは一日3mgに増量、オランザピンが一日10mgに減量。「ジストニア？」の記録が残るが、はっきりとした説明はなかったようだ（ジストニアとは、異常な筋収縮により、姿勢の異常や不随意運動を起こす状態）。

思い返せば約1年前の12月、紗矢が自分で救急車を呼んだ頃からそのような症状は出ていた気がする。のちにまた「叫び」の症状は出てくるのだが、とりあえずこの時はいったん終止符が打たれた。長い4カ月間だった。そして、このビペリデンとの付き合いも以後15年にも及ぶことになる。

あいのり

前年の9月末からこの年の1月まで約4カ月叫んでいる間に「汚れ」「気になること」の症状はどこかに隠されてしまったのか、あるいは何か薬の効果があったのかはわからないが、二つの症状は以前よりも改善されているようだった。

「叫び」と眼球の挙上が治まり、自分でも調子がいいと感じたのか今度はハイテンションがやって来た。トイレで急に歌いだしたり、大声で笑ったりして、そしてまた外出もできるようになり自転車で買い物に走った。再び北星学園余市高校、県内の定時制高校、デイケアなどへ行かせてほしいとしつこく言いだした。

それならばデイケアへ行けるように先生に相談してみようと話した。すると、まだ主治医に相談もしていないのに、「デイケアへ行ったら、メンバーと友達になって、今週の土日は車に乗せてもらって東京へ遊びに行く」と言いだした。紗矢はその光景を妄想しているらしく、夜中になっても何度も部屋のドアを開けて話しかけてくる。「男子2人と女子2人の4人で、車に乗って東京へ行く」などと嬉《うれ》しそうに言う。当時楽しみにして毎週観ていたフジテレビの「恋愛観察バラエティーあいのり」という番組に影響されていることは明白だった。

「デイケアを利用している人たちは、紗矢と同じで不調なんだから、そんなことできるはずないでしょう?」と諭す。

「そんなことないよ！　絶対大丈夫。私がちゃんと話をつけるから」

「はいはい、わかったから、今夜は寝よう」

「お母さんは無理みたいに言うけど、私は絶対にそこまで話をもっていくから！」と腕組みをしてドア枠にもたれかかり足を交差させている。すごい圧だ。

「わかった。じゃあ、誘ってみようね。今夜はもう遅いから寝よう」

強迫症状の一つなのだろうが、紗矢は同じ話を何度も繰り返すことが多い。いつの間にか日付は変わり、やっと紗矢が眠ったのは明け方だった。

1月25日に受診、こうした状況を話すとオランザピンが増量になった。

デイケアについては佐伯先生も賛成で紹介状を書いてくれた。それを携えて1年半ぶりに再び吉永クリニックへ向かった。吉永先生や担当スタッフからデイケアの目的などが説明され、クリニックの2階にあるデイケアの様子を見学した。そして、東京行きのことは言わなくなった。

デイケア

1月28日から、週に2〜3回デイケアに参加するようになった。デイケアの日には疲れて早寝するかと思いきや、デイケアでの出来事を繰り返し話して、ますますハイテンションになり、眠らない。メンバーと過ごして会話をするとまた「気になること」ができ、「汚れ」が気になり、メンバーに幾度となく確認したりして、実際に怒らせることもあったが、スタッフが上手にとりなしてくれた。また、送迎する車の中で私が心配事のあれこれを聴き、助言をしてやることで解決できていた。メンバーと少し仲良くなるとデイケア以外のところで一緒に遊ぼうなどと誘い、スタッフに注意を受けた。

2月1日時点での処方は、一日量として、オランザピン10㎎、パロキセチン3錠（量は不明）、ビペリデン3㎎、ゾルピデム、フルニトラゼパムなどでしばらく変更はなかったと思われる。

デイケアに行かない日は昼まで眠り、午後はたいてい買い物に走る。

3月になったある雨の日、その日も紗矢は近くのショッピングセンターへと走って行った。そして雑貨店で指輪を2個買って帰ってきた。

その翌日デイケアで、ある男性メンバーに指輪を差し出して「付き合って」と告白して断られ、違うもう一人にも「付き合って」と迫ったが断られたという。

その行為にも呆《あき》れたのだが、紗矢が何度もその話を繰り返すので、「もうわかったから、早く寝なさい」と言えば言うほど、「なんで？　話を聞いてよ！　私、みんなに嫌われている」とますます声は大きくなり、その夜もオールナイト（徹夜）になった。結局、「ドキドキして叫びそう」などといって泣きだす始末だ。叫ばれるのが絶対に嫌な私は紗矢の話に付き合うしかなかった。

その頃は頓服にクロルプロマジンが処方され、一日量として50～100mg服用していた。

再び、ヤンキー母校へ帰る

入浴後は紗矢なりの「きれいな状態」となっているため、汚れていると思い込んでいる脱衣室では着替えることができず、バスタオルを巻いたまま移動して部屋で着替えていて、風呂場や廊下の電灯はスイッチに触れないので点けっぱなしだったのだが、デイケアへの参加を開始してから6カ月後の8月頃に、脱衣室で着替えることができ、きちんと消灯できるようにもなった。

8月30日の佐伯先生の診察で「よかったね。自分のやりたいことをやったらもっと良くなるよ」と指導されたことで、またハイテンションになり眠らない。

「先生がやりたいことをやったらいいって言ってた。じゃあ今度こそ、北星余市へ行かせて」と言いだした。再び北星学園余市高校へ電話をして、パンフレットを取り寄せて何度も見ていた。パンフレットを送ってもらった後も、何度も高校に電話をしたらしく、ある夜には学校から折り返し親に対して電話がかかってきたこともあった。

夫が紗矢に、「紗矢はもともと、障害があって勉強が苦手だし、中学校だってほとんど休んで勉強していないだろう？　入学試験に合格しなければ入学できないよ」と諭す。

「そうか、わかった。それなら勉強する」と紗矢が言うので、私は小学生のドリルを買ってきてみた。すると本当に、勉強を始めてしまった。小学校低学年の算数、国語などのドリルなど、一日4時間ぐらい頑張る日もあった。しかし国語の漢字などは4年生まで進んだが、算数の「足して10になる数」ではもう四苦八苦。こんなにひどかったのか？　小学1年生で発症した頃に私が退職して、紗矢に見合った方法を考えて勉強を教えてやるべきだったのかと悔いた。いやそれどころではなかったと心の中で自己弁護をする。そういえば学力については5年生の時にも心配して、学校の授業が苦手な子供に向いているという「七田式《しちだしき》」なるものも試してみたが行きたがらなかったことを思い出した。

9月27日の定期受診の時に、紗矢は佐伯先生に「北星学園余市高校へ行こうと思っているんですけど、いいですか？」と質問した。

「調子がいいなら環境は変えない方がいいよ」と先生から指導があった。

それなら今度は定時制高校へ行きたいと言いだしたが、高校進学はもう無理だと思っていた私と夫は「来年にでも旅行がてら北星学園余市高校へ見学に行こう」と説得してどうにか諦めさせた。それきり、もう勉強はやめてしまい、持っていたドリルなどは捨ててしまった。

デイケア禁止

食欲は旺盛で、デイケアのない日はお小遣いがあると何か買いに走る。特にクレープとか菓子パンが大好きで、ラーメンも2人前を食べたりする。中学3年生の頃から徐々に増えつつあった体重はその頃78kgとなった。LLサイズの服は着られなくなってしまった。

デイケアに参加していると見た目を気にするようになったのか、いよいよダイエットをしないといけないと自覚し、7月頃から毎日私と一緒にウォーキングを始め、野菜中心の食事一日約2000キロカロリーで頑張った。おやつはノンカロリーの飲み物やガムだけで我慢して、5カ月後の12月頃には10kgの減量をすることができた。

そんな12月初旬、またトラブルを起こしてしまった。紗矢がふざけて、デイケアメンバーの男の子と一緒にトイレの中から鍵を閉めたのだった。私と夫は怒るというより、再び考え込んだ。人間も他の動物もすべての生き物は子孫を残そうという本能があるが、その本能により罪を犯すこともある。人としての異性へのアプローチについて、こんな逸脱行動を起こすのはやはり障害なのだと再認識し、責任をもって紗矢を守り監視しなければと真面目に誓った。

しばらくの間デイケアは出入り禁止となってしまった。

2007年　18歳

デイケア再び

故スティーブ・ジョブズによりiPhoneの初代モデルが発表された2007年。もし高校へ通っていたなら卒業の年だ。ビペリデンの処方以後1年間はデイケアに参加できてダイエットも頑張れたので、紗矢の調子は落ち着いていたと言えるのだろう。

「汚れ」「気になること」の症状もあるにはあったが、まずまず自己解決あるいは私の助言で解決できる程度におさまっていた。この年の正月は前年と違い宴会をすることができ、紗矢は久しぶりに会った従姉《いとこ》と会話をして何か「気になること」ができて少し泣いてはいたが、楽しく過ごすことができた。

ウォーキングは「足が痛い」とやめてしまったが、体重は減量したままの67kg程度を維持していた。

デイケアを休んでいる間は家では手伝いもしたが、芸能人に20枚もの年賀状を書いたり、痩せ薬を注文しようと通販会社に電話をしたりするので目は離せなかった。しかし、前年の救急車を呼んだあの頃に比べると平和だった。

診察は8週間に1回、処方内容もオランザピン、パロキセチン、ビペリデンで変更はなかった。

1月10日の診察で佐伯先生から「一回失敗してもデイケアは続けたほうがよい」との指導があり、1月22日からデイケアに復帰できることになった。するとその日は久しぶりで楽しかったのか、ハイテンションで喋《しゃべ》り通し。

その頃のデイケアでは、心理士からの指導を受け、ノートに目標と行動したことを書いていた。しかし、同じ年頃の男性メンバーがいると、また「付き合って」と近づいていたようで、そんなことにも慣れてきたスタッフからはそのたびに注意を受け、露出度の高い衣服は避けるようにとの指導もあった。

「汚れ」「気になること」について、メンバーへの確認などもスタッフがうまくとりなしてくれた。不調の時は休み、遅刻や私が早めに迎えに行くこともありながら、デイケアは続けた。

私はいつも、紗矢をデイケアへ送った後、近くの図書館で本を読んだり、河川敷にある駐車場で車を止め散歩したり、車内で編み物をしたりして時間をつぶした。不調になって電話があればすぐ迎えに行けるように近くで待機していたのだ。

2月21日、紗矢がどうしても美容室へ行ってカットとカラーをしたいと言う。所要時間は3時間、終わって帰る途中に車の中で紗矢が突然大きな声で「調子悪い、叫びそう」と言った。私は「大丈夫、大丈夫」となだめながら慌てて帰宅した。帰り着くやいなや、紗矢が両手で耳を塞ぎ、大声で叫んだ。そしてそのあと「悪いこと何もしてないのに、なんであたしだけ？もう死にたい、殺して」と泣いた。

デイケアは一週間休んだ後に再び参加するようになったが、迎えに行くとメンバーと何かあったのか座って泣いていた。「気になること」で悩む時間が1時間～3時間と今までよりも長くなってきて、なかなか解決できずパニック気味になった。「ドキドキする」と言って、また叫んだ。

3月末になると「汚れ」の強迫観念で布団の中で泣いていた。この頃はまだ紗矢に触れても大丈夫だったので、一緒の部屋で寝ておでこを撫《な》でてやった。また一緒にあちらこちらとドライブをした。「ドキドキして叫びそう」という症状に、私はジストニアを思い出し、ビペリデンにこだわった。朝食後と昼食後の薬を一緒に服用しているのが悪いのだと思い、早く起こして正確に服用するように努めた。

3月のある日、その日はまずまずの調子で、布団を干したり食器を洗ったり洗濯物をたたんだりとお手伝いをよくしてくれた。忙しくすることで気になることを忘れようとしているのかと思ったが、「調子が悪い時は迷惑をかけるから、できるときは働いとく」と言うのだ。そして、「お母さん、もう一人子供を産んで」と真剣に言う。

「え？　こんな年なのに？」この時、私は46歳だった。

「私が一生懸命その子の世話をするから、産んで。そして、その子に将来私の面倒をみてもらう」と言うのだ。

「もう産めないよ」

たとえ今より20歳若くても、子育てはもうこりごりだった。この子なりにずっと先の心配もしているのだなと思ったが、先行き不安なのはこちらも同じだった。

NGワード

5月頃、「汚れ」の症状はそれなりにあったが、家族に迷惑をかけるというほどでもなかった。「気になること」は、自分自身あるいは助言で解決できたり、解決できない時は実際に相手に確認しても新たに「気になること」ができるという悪循環もあり、結局数時間も悩み続けて被害妄想を訴えたりした。そして「警察に逮捕される、裁判所に訴えられる」と怯《おび》え、外出した時に警察を見かけると「気になることができた」などと言うようになった。

この頃から、「警察」「逮捕」「訴える」「裁判所」などの言葉が徐々にNGワード――つまりパニックの引き金になるのでこのワードを絶対に口にしないようにする――となっていく。

その後、「叱られる」「怒られる」「いじめる」「殺される」「戦争」「怪物」「化け物」「秘密」「内緒」「トル」「サス」などの言葉が次々とNGワードに追加されていった。「トル」については「盗る」がNGなのだが、「取る」あるいは「撮る」でも「盗る」を連想するのでNGとなる。「サス」も同様に「刺す」がNGなのだが「指す」でも「刺す」を連想するのでNGとなっている。

「ドキドキして叫びそう」という症状も続き、11月頃に頓服はまたエチゾラムが処方されて毎日のように服用するようになっていた。しかし実際に叫んだのは、2007年の一年間では合計3～4回ほどだった。

不調の時は、オノマトペまじりの不思議で変な会話をしたり、リズムに乗って歌ったりすると気が紛れた。この会話や歌はなんとも文章には表現しにくい。

魔女

眠れないと夜中に何か食べて、昼間はホットケーキやドーナツなどを作っては食べて、再び体重も増えてきた。

そして、不器用な化粧の、塗り過ぎた黒いアイライナー、長い髪の毛は繰り返しのブリーチとヘアカラーでバサバサの金髪、着る服は上下とも真っ黒、ロングスカート、まるで魔女のような出《い》で立ちだった。買い物に行くと非常に目立つ存在だった。

ある日、私は駐車場の車の中で、クレープ屋へ行った紗矢を待っていた。すると近くにいた女子中学生が、隣にいる友達の肩をポンポンと強く叩き何かを指差し、大笑いしながら耳打ちをした。その視線の先にはクレープを手に持って嬉《うれ》しそうに車に戻ってくる紗矢の姿があった。私はその女子中学生2人を思い切り睨《にら》み続けた。

2008年 19歳

F705i

リーマンショック、秋葉原通り魔事件が起こった2008年。

紗矢は何度も「携帯電話が欲しい」と言っていたが、私たちは何か困ったことが起きそうな予感がしていたので、買い与えていなかった。それでもやっぱりしつこい。小さな子供がおもちゃを欲しがるように「欲しい欲しい」と言い続ける。

その頃、パニックもなく、少し症状が落ち着いているようだと感じていた私と夫は、よせばいいのに、紗矢の19歳の誕生日に携帯電話をプレゼントした。きれいにラッピングされてピンクのリボンが結ばれている箱を「誕生日おめでとう」と言って夫が渡した。

紗矢が「なになに？」と急いで箱を開けると、桜色の二つ折りの携帯電話が現れ、手に持ったその瞬間に着信音が鳴った。見計らって夫が電話をかけたのだ。

「ええっ？　あっ！　ケータイ」と体をユサユサと揺らして大喜びした。私たちも喜ぶ紗矢を見て嬉《うれ》しかった。その日は予想どおり、ハイテンションで眠気は来ない。眠れない夜はいつも、トイレの回数が多くなり、手洗いなどの洗浄行為も多い。そして、話題はもっぱら携帯電話のことだ。「はいはい。よかったね。もう寝ようね」と促しても、やっぱり気持ちは高ぶっているのだろう。とうとうその夜もオールナイトだった。

家族や叔母、デイケアのメンバーにもメールアドレスを教えてもらい、頻繁に拙《つたな》い文章でメールのやりとりをしていた。リミット設定の契約なので、月の下旬にもなると使えなくなるのだがそれでちょうどいいと思っていた。

しかし、5月になり、デイケアのメンバーとのメールのやりとりで「気になること」ができ、直接電話をかけて確認をしたことにより相手を怒らせてしまった。そして被害妄想を起こし、「殺される」とパニックになり、泣きながら携帯電話の折り畳み部分を反対側へ力いっぱい捻《ね》じ曲げた。鈍い音を立ててF705iは即死した。購入後たった2カ月で。

——その後、携帯電話は再び同じものをメールができない状態にして持たせるのだが、これも困ったことを起こすことになる——。

Don’t touch me.

携帯電話事件の後から徐々に不調になってきたので、デイケアはそのあと休ませていた。「気になること」について解決ができないと被害妄想でパニックになり、叫ぶことが増えてきた。６月にはパニックになると体をクネクネさせたり、床を踏み鳴らし、壁を蹴ったりもした。

デイケアへ自分で電話して確認したりするので、固定電話の電話線は抜いた。そしてまた時々、理由もなくドキドキして突然叫ぶようにもなった。６月18日の定期受診でオランザピン一日10㎎から一日15㎎へと増量されている。頓服はクロルプロマジンが処方されていた。

「汚れ」については、どこかを指差して私に、「ちゃんと水拭きした？」と確認するのが口癖になってきた。そのたびに私は、「してある」と答えるのだが「ほんとう？」と訊《き》いてくるので「本当」と答える。

「ほんとう？」

「本当」

「ぜったい？」

「絶対」

そんな会話の繰り返しになる。

そして床に落ちている髪の毛、輪ゴム、水滴、米粒、木くずなど小さなゴミを見つけては、その都度、私にその小さなゴミを処理することと、床の拭き掃除を強要するのだった。掃除をする時、私は無言でやらなければならず、不意に喋《しゃべ》ってしまうとやり直しだ。手洗いや足洗い、入浴回数も増えてきた。洗面所も再び水浸しだ。

また夫や私に触って汚れたと言っては、ベランダに設置してあるホースを使って水浴びをする。服を着たままではあったが、「誰かに見られると恥ずかしい」と注意してもそんな助言は全く聞いておらず、洗浄最優先だ。とうとう私たち両親も汚染物質になった。一緒の部屋で寝てやることも、ヨシヨシと体やおでこを撫《な》でてやることもできなくなってしまったのだ。

叫びの壺

なぜ叫ぶのか？　その時によって理由は違うように思う。ジストニアだったり、「汚れ」や「気になること」の強迫観念でパニックになったり……。また特に理由はなくてもドキドキして叫ぶ。「声が出そう」と前ぶれがある時がほとんどだが、突然叫ぶ時もある。

ある日インターネットで良いものを見つけたので、夫に早速頼んで注文をしてもらった。それは「叫びの壺《つぼ》」というもので、ストレス発散のために大声を出しても小さな声にしか聞こえないというシロモノだ。その壺を口に当てて叫んでもらうと、本当に紗矢の叫び声は10分の1

ぐらいになる。プラスチック製なので投げても壊れないし、汚れても洗える。たった5000円で本当に良いものを見つけた。

紗矢は「ちょっと叫んどく」と言って、壺を口に当て思い切り叫び「あーすっきりした」などと言い、私と夫も紗矢がいない時、実際に口に当てて大声を出してみて「本当に良いものを見つけたよね」などと言って笑い合っていた。しかし、のちにその壺は汚れたといって断固として使わなくなるのだった。

希死念慮、デイケア終了

8月になってますます被害妄想でパニックになり、5年も前の同級生との会話を思い出して「殺される前に自分で死ぬ！　包丁で殺して！」などと言いだした。

8月27日セルトラリン開始、パロキセチン減量となる。

9月10日セルトラリン2錠に増量、パロキセチンも3錠に増量となる。私は、もう何を服用しても効果はないと思っていたが、通院をやめるわけにはいかない。何を頼って生きていくというのか？

9月24日の受診で、佐伯先生から、携帯電話事件のあと休んでいたデイケアを再開するように指導があり、また時々参加するようになった。

11月5日の定期受診で「このままデイケアを続けて」との指導、その時の診察時間は5分だったと記録に残る。

12月27日、デイケアで問題が発生した。私はいつものように近くで紗矢の不調に備えて待機していた。私に連絡が入り、紗矢を迎えに行く。待合室のソファに座り「殺される」と泣きじゃくっている紗矢をスタッフ一同が取り囲んでいる。

ひととおり事情を聴くと、メンバーとの会話で「気になること」ができた紗矢からの頻回の確認に、相手が怒りだして「こんなところ、もう二度と来ない！」と途中で帰ってしまったという。「気になること」が確認不可能となってしまった紗矢はパニックになって泣き叫び、スタッフは誰もとりなすことができなかったようだ。

私は紗矢に「大丈夫。さっきそこで○○さん（トラブルの相手）に会って、お母さんがきちんと話をした。怒ってないって言って帰ったよ」と説明した。

「ほんとう?」と、紗矢は涙でグチャグチャになった顔を上げた。

「本当」と私はまばたきもせず、真剣に答えた。

「ぜったい?」

「絶対」と返す。その頃から私は嘘《うそ》つきの常習犯になった。

そのデイケアからの帰りの車中で紗矢は再び不安になってきたようだった。紗矢は、車の窓から見えた橋を指さし、泣きながら叫んだ。

「ここで降ろして！　あの橋から飛び降りて死ぬから！」

「だめー‼」

私はドアロックを確認して、インプレッサのスピードを上げながら叫んだ。

——それきり吉永クリニックのデイケアには参加していない。紗矢のお気に入りのフカフカしたキティちゃんのスリッパを靴箱に残したままで……。

２００９年　20歳

成人式

バラク・オバマが第44代アメリカ合衆国大統領に就任、日本では自民党に代わり三党連立内閣が成立した２００９年。紗矢は成人式を迎えた。

過去を振り返ると、姉の亜矢や従姉《いとこ》たちの成人式の時には、皆、仕立てた艶《あで》やかな振り袖姿で式に出席した後、親戚に挨拶まわりをしたものだった。そして、うちの庭で写真を撮った。皆それぞれ大学生や専門学校生だった——。

1月12日成人の日。紗矢は振り袖を仕立てるどころではなかったので、この日のために買った黒いワンピースを着て自分で不器用なメイクをして、やっぱりそれは魔女のような出《い》で立ちではあったが、庭で記念写真を撮った。暗い表情をしたその写真は、その後紗矢自身が破り捨ててしまった。紗矢は成人式に出席する勇気はなかったし、私たちも出席させることは怖かった。夕食には紗矢の好きな焼肉とケーキでお祝いをしたのだが、なんだか悲しいお祝いだったのを覚えている。

そして紗矢はこの年から国民年金を納める義務を負うことになったのだが、働くこともできないので当然そんなことは無理である。

障害年金を受給することになった。当初の障害等級（障害の程度）は2級認定だったのだが、のちに、最も重度な1級への等級変更の申請をしてすんなりと認定されることになる。紗矢は病気なのだから仕方がないとわかっていながらも、「普通」に国民年金が納められるならばどんなにいいだろうと思ったものだ。しかし、普通っていったい何だろうか？とも考えた。

家族の変化

長女の亜矢が結婚して、県外からお婿《むこ》さんもやって来て一緒に暮らすことになった。4月には亜矢に娘が生まれ、紗矢は叔母ちゃんになった。家族は総勢9名——義祖母（ひいばあちゃん）、舅《しゅうと》（じいちゃん）、姑《しゅうとめ》（ばあちゃん）、私、夫、紗矢、亜矢、亜矢の夫、亜矢の子——という大所帯になってしまった。

私は3年ぶりに一緒に暮らすことになった亜矢と、例えば夫や子供のこと、あるいは友達について、また結婚して子供を持った主婦ならではのことを話すことがあったが、どれ一つとっても紗矢が参加できる話題はなかった。すると嫉妬心を感じるのか、たびたび「お母さん、調子が悪い」と、私と亜矢の会話を中断させた。

紗矢は今まではずっと自分が一番年少であれこれと世話をしてもらっていたのに、姪《めい》っ子に家族の関心が向いていることが寂しかったのか、自分とまだ赤ちゃんである姪を比べて不満を言うこともあった。

紗矢は私と夫以外の者が作った料理は一切食べることができなかった。また一人だけで別の机で食べるので、鍋料理の日には土鍋を三つ準備した。

私は紗矢の世話に加え、大家族の食事の準備や家事や孫の世話の手伝いなど、多忙を極めていた——そのためか、その頃の記録物が極端に少なくなっている——。体重もぐっと減ってしまった。

その年に90歳を過ぎた義祖母は老人ホームに入居した。

6月14日の夜、紗矢は3年前にスーパーの駐車場で同級生の三木《みき》さん（仮名）のバイクの後ろに乗って数メートル走ったことを思い出して、パニックになった。

その夜に、大学病院へ電話で相談すると「診察に来ても同じです。クロルプロマジンがあるなら飲んでください」、輪番病院へ電話をしても「ベッドがありません」という返事。もう医療の助けは当てにできないのだと思った。医師には、病名をつけてもらって薬を出してもらって、診断書を書いてもらえればそれでいいと思った。所詮、診察時間15分程度の付き合いなのだからいちいち親身になれるはずがない。医療従事者もきっと病院を離れると家族もいるのだし、メンタルがもたないだろう。私も同業者なので理解できるところもある。

そして紗矢はその夜遅くに、自分の部屋から携帯電話で――携帯電話はメールができない状態にして、親にかける時だけ使うようにと再び持たせていた――「私のことを逮捕しないですか?」と110番をしてしまった。

折り返し県警本部から自宅へ電話がかかってきたので、事情を説明して謝ると、「そういうふうな電話をかけてくる人は時々いるので気にしないように」と警察官と思《おぼ》しきその電話の相手は慰めてくれた。その時点で携帯電話は私が預かることにし、紗矢はしぶしぶ納得した。

6月19日、再び三木さんのバイクに乗った話が始まった。数日前にした話が蒸し返される。「三木さんに『ガソリン代払ってよ』って言われたけど、払ってない。大丈夫かな?」と紗矢が訊《き》いてくる。もちろん三木さんも冗談で言ったに違いない。

「そんなの払わなくても、大丈夫」

「気になるんだってば！　怒って来るかも？」そして次は、「お母さんが、三木さんに会って直接確認してきた？」と訊くので、「……確認した」

「ほんとう？」

「本当！」

「ぜったい？」

「絶対」

こんなやりとりが何度も繰り返され、何時間も経過する。

そして、「三木さんが殺しに来そうな気がする……」と、紗矢が両手で髪の毛をグチャグチャにする。

「絶対、そんなことはない！」とつい声を張り上げてしまう。

「お母さん、三木さんと一緒に警察へ行って話してきた？」

「ガソリン代のことなんて、警察には関係ないよ」

「関係あるんだってば！　三木さんにどうやって連絡つけた？」

「……紗矢の同級生の電話番号は全員知ってるよ」

「三木さん来てくれた？」

「……来てくれたよ」

「警察も逮捕しないって言ってた?」

「……しないって言ってたよ」

それでも同じ話の繰り返しにこちらもイライラしてきて、「何度も何度も同じ話ばっかりで！　心配ないってずっと言ってるでしょう！」

「じゃあ、もういいよ！　殺される前に自分で死んどくから！」と紗矢は泣きながら、勝手口から飛び出した。私と夫は大慌てで、「あー！　ダメダメ！」と必死で袖を引っ張り引き留めた。

「あーもう！　汚れたー！」と怒る紗矢。なんとも、ややこしい。

その夜、大学病院に電話をすると、当直の医師の承諾があったらしく診てもらえるという。当直の口ひげを生やした男性医師に入院の相談をしてみたが、紗矢はブラックリストに載っているのか、けんもほろろの対応だった。レボメプロマジンの注射をしてもらい、レボメプロマジン50㎎錠が10錠だけ処方された。レボメプロマジンの一番大きな規格である50㎎錠を処方されたのはこの時が初めてだった。翌日レボメプロマジン50㎎を飲ませると、2時間で眠くなった様子。ありがたかった。

紗矢の「気になること」は、解決しただろうと思っても、また違う日に同じテーマで悩み始める。納得する着地点がその時によって違うので、その都度、「どうだったら、大丈夫?」と尋ねる。紗矢は「うーん、そうだなあ……」と考え、自分が納得する結論を出す。それがたとえ突拍子のないことでも私は「そのとおり」と答えなければならない。家を飛び出されたりしたら困るのだ。話しているうちに、「やっぱりそれはダメだ」と言いだして、その結論は変更になることもある。

大学病院の専門医に診てもらっても全く良くならないということは、紗矢の病気は誰が診ても良くなることはないのだろう。このまま、こんなややこしい病気を抱えたままで紗矢は生きていかねばならないのか？　そして、私はずっと向き合わなければならないのか？　未来を想像しただけで、心は凍りついた。

佐伯先生に紹介状を書いてもらって、通院も7月末からは以前入院させてもらった月丘病院の北川先生にお世話になることにした。2週間に1回の通院で定期受診。頓服にクロルプロマジンを使っていたが眠気がこない限り症状が楽になるということはなかった。

2回目の月丘病院入院

同じような症状で2009年は過ぎ去り、11月29日夜に、「気になること」の強迫観念から被害妄想になり大パニックを起こした。

「お母さん、調子悪いから入院させて！」

「紗矢、いざ入院したら、また帰る帰るって言うんじゃないの？」

「言わないよ。だからお願い、入院させて。頼んでよ」と紗矢が言うので、月丘病院に入院させてもらった。

ところが翌日になると、「もう退院する！　お母さん迎えに来て！」と電話がかかってきた。

「ほら、またそんなふうに帰りたいって言うでしょ？　昨日入院したばっかりなんだから、ダメダメ。で、調子はどう？」

「もう大丈夫だから。早く迎えに来て！　こんな所、嫌だ！」と、騒ぎ立てて退院。

紗矢とのそんなやりとりにはうんざりだった。

しかし、2日後の12月2日の夜にも、再び同じ症状で大パニックを起こし、「入院させてー！」と興奮するので保護室入室を前提に入院させてもらった。

入院すると、パニックの原因となっていた「気になること」は忘れる。それは、他の患者との関わりで新たに「気になること」ができるからであった。

やはり入院すると、「汚れ」についてはある程度落ち着くが、患者やスタッフとの関わりが多いぶん「気になること」の強迫観念が突出してくるようになる。そして「怒られる」「叩かれる」「殺される」「逮捕される」「訴えられる」「死刑になる」と心配するのだった。その6項目を私は「6点セット」とネーミングしていた。

入院中であっても週に2回はおやつ、着替え、飲料を持参しなければならない。紗矢は、特に水はペットボトルの水でなければ飲むことができなかったので、腰痛症のある私はそれを運ぶのが大変だった。折りたたみ式のキャリーカートに2リットルの水6本入りの箱を載せて運んだ。

２０１０年　21歳

主治医産休

尖閣《せんかく》諸島中国漁船衝突事件があった２０１０年。紗矢は、前年の12月から月丘病院に入院中で、大好きなお正月は仕方なく病院で過ごした。

そして、この時の入院も病状が良くなるわけでもなく、1月25日に退院してきたのだった。

1月末に紗矢は「こんな薬、いくら飲んだって、ぜんぜん効かないもんっ！」と、退院の時に渡された紙の薬袋を手でグチャグチャと丸めて力いっぱい腕を振り上げ、ゴミ箱めがけて1mほど手前から放り込んだ。

3日後の受診の時、北川先生に、薬を捨てたことを告げると、「中止して様子をみようか」と優しく言ってくれたが、一週間後にはパニックを起こし、ほら見たことかと、「やっぱり薬はちゃんと飲もう」と促すと、「うん、わかった……」と紗矢は小声で応じた。

パニックの夜には、月丘病院で時間外診察とクロルプロマジンの筋肉注射をしてもらい、そのあとはコンビニで何か甘いものを買ってドライブしながら食べる。同様のことを4回ほど続けた後に「もう注射は嫌だ。お尻が痛い」と言うので注射ドライブはやめにした。

クロルプロマジンの注射が効くというよりは、時間が経過することを待つほかない――それはわかっていたが、紗矢も私も家で過ごすよりはましだった。紗矢がパニックになると家族は心配するし、1歳に満たない孫娘は怖がって泣くので外で過ごす方が気持ちは楽だった。思い返せば、その頃の月丘病院は時間外対応が柔軟だったようだ。

その頃の処方は、2月16日にアリピプラゾール、バルプロ酸ナトリウム、3月2日にはパロキセチン再開、3月16日にパロキセチン30㎎に増量、3月23日にパロキセチン40㎎に増量、頓服はクロルプロマジン、4月6日になりアリピプラゾールからオランザピンに変更となり、4月13日にはオランザピン15㎎に増量、手の震えがありビペリデンが1㎎との記載が残る。その頃から、心理士の住友《すみとも》さん（仮名）のカウンセリングが開始になった。

4月13日、北川先生の診察の時、突然ショッキングな話が始まった。なんと先生が来月から産休に入るというではないか。北川先生に頼りきっていた私は、驚きと落胆、お先真っ暗な気分で、「先生！　妊娠されていたのですか？」と言いながら先生のおなかに目をやった。そういえばふっくらとしているような……。いつも受診する時、症状などを訴えることに必死になり、主治医の様子など気にもかけないので全くわからなかった。先生は、そのことをいつ伝えようかと迷っていたそうで、先生の提案でカウンセリングが始まったのもうなずけた。

紗矢は「え？」とキョトンとしていたが、北川先生からの「今度から先生は誰に診てもらう？」との問いに紗矢は大学病院でもお世話になったことがありその後月丘病院で勤務されていた高木先生を希望した。私は、紗矢が大学病院に初めて入院した時に、夫が無理に退院させてきたことがあったので気まずい感じがした。だが、医療者側は案外そんなことは患者側ほど気にもしていないことはわかっていたので、紗矢の望みどおり高木先生でお願いしますと伝えた。

紗矢はその日、北川先生が産休に入ることを抜きにしても「調子が悪い」と言いながらうなだれていた。先生が「大丈夫？」と訊《き》いても黙って下を向いたままだった。「どんな具合に？」と訊いても紗矢自身もわからないらしく、少し首を傾けて「さあ？」と返答しただけだった。

けいれん

それから2日後の4月15日の夕方――、紗矢はいつものようにリビングに続く和室で座り、夕食を待ちつつ中学時代からずっと好きだった「モーニング娘。」のＤＶＤを観ていた。私もいつものようにカウンター越しに紗矢と話したりしながら、夕食の麻婆豆腐の準備をしていた。

――その時、突然、紗矢の唇がゆがみ、顎がガクガクと揺れ、目が吊《つ》り上がり、顔面が青黒くなり、両肘が屈曲して、そのままバタンと倒れてしまった。とっさに「死んだ！」と思い、慌てて走り寄ったが、脈拍はしっかりしているし呼吸もしている。「紗矢、紗矢！」と呼んだが返答がない。急いで救急車を呼び、まだ帰宅していない夫に連絡をするよう亜矢に頼んだ。

救急車が到着し、救急隊員がてきぱきとバイタルチェックをして、意識がない紗矢を担架に移動させる。月丘病院に通院していることを説明すると、救急隊員が月丘病院に電話をかけてくれた。受け入れの承諾があり搬送してくれることになった。私も同行した。救急車に乗った頃には紗矢の意識がぼんやりと戻ってきて、病院が近づいた頃には救急隊員の「生年月日は？」の問いに正確に返答した。

その日の当直は今度から主治医となる高木先生だった――高木先生にはその後2015年11月までの5年半の間、お世話になることとなる――。点滴などの処置を施してもらって急性期病棟へ入院となった。その時、オランザピンとパロキセチンは中止になり、バルプロ酸ナトリウム増量とブロモクリプチンの処方があり、クロルプロマジンは使えなくなったと記録に残る。紗矢を入院させてから帰宅すると、作りかけだった麻婆豆腐は姑の手によって完成していた。

翌日には、すっかりいつもの紗矢に戻った。病室のベッドへ診察にやって来た北川先生は「この前診察の時、調子が悪いって言っていたのに、気がついてあげられなくてごめんね」と優しく言ってくれた――前回の診察で今回のけいれんの予兆などわかるはずもないだろうに。

北川先生は外来診察の時、紗矢が唐突に「先生子供何人いる？」「何歳？」「男の子？　女の子？」「名前は？」「旦那さんはお医者さん？」などと不躾《ぶしつけ》に個人情報に関する質問をしても、返答に困った様子も見せず、すべて答えてくれる。診察室に入ると、服装を「今日は春って感じだね」などと褒めてくれ、「食欲はどうですか？」ではなく「朝ごはん、ちゃんと食べた？今日は何食べるの？」と訊いてくれる。

一方、高木先生は診察の時の質問はいつも定番、「調子どうですか？」「食欲はありますか？」「眠れていますか？」「お薬ちゃんと飲んでいますか？」その四つだけだ。それ以外の質問は全くしてこない。男性医師ということもあるだろうが服装を褒めたりすることは絶対にしないし、先生の私生活の質問をさせる隙は全く与えてはくれない。しかし、けいれんを起こした時は受け入れてくれ、てきぱきと治療をしてくれた。他の科の医師でもそうであるように、精神科医もやはり専門あるいは得意とする分野はそれぞれだと理解している。

うつ病？

早めに退院する予定だったのだが、北川先生から電話で、「けいれんの影響で上昇したと思われるＣＰＫ（ＣＫ、クレアチンキナーゼ）の値が思うように下がらないので、数日間点滴が必要です」と話があり、退院は延期となった。

北川先生から病状説明があるとのことで、私は病院を訪れ、外来の待合室のソファに座り待っていたが、クロルプロマジンが使えないであろう今後のことが不安でたまらず急に悲しくなってきて、ヒックヒックとしゃくりあげながら小さい子供のように泣いていた。そんな私の様子を見て、患者さんの家族らしき腰の曲がった高齢女性がそばにやって来て、「どうしたの？　いろいろあるだろうけど、頑張りましょう」と、ヘバーデン結節でもありそうなゴツゴツした手で背中をさすりながら慰めてくれた。私は「うんうん」とうなずいて、ますます悲しくなってきて泣き続けた。

病状説明のために案内された部屋で、泣いている私を見た北川先生は、「大丈夫？　一人で抱え込まないで」と言った。だけどいったい、この重い荷物のどの部分を誰がどのように持ってくれるというのか？　私はまだ泣いていた。先生は「薬はダメ、他の方法を考えないと」とも言ったが、一体どんな方法があるというのか？　私は日々をやり過ごすことに精一杯だった。どの薬の副作用にも「けいれん」があるとのことで、原因を特定することはできないという。そして、やはりもうクロルプロマジンなどの鎮静剤は使えないということになった。主治医としては、点滴が終了した時点で退院してほしかったのだと思うが、鎮静剤の頓服なしで退院させることに不安になった私は、もう少し入院させてほしいとお願いした。

そして4月27日に療養病棟へ移動した。やはりパニックになることもあり保護室へ隔離されることも何度かあった。

ある日、看護師長だと名乗る女性から電話があった。その人は「聞こえますか？　こういう感じですけど」と言った後、受話器の向きを変えた様子だった。「出してー！　出してー！」ダンダンダン、「出してー！　出してー！」ダンダンダン、と受話器の向こうから聞こえてくる。繰り返されるその嗄《しわが》れた叫び声は、防音性が悪いらしい保護室から聞こえてくる紗矢の声、ダンダンダンの音は鉄製の扉をたたく音だ。

「はあ……まあ、そういう状態ですからお願いしているのですが……」そう言う以外に返答が思い浮かばない。その時、すっかり疲れ切っていた私は、紗矢がかわいそうだとも思わなかった。

背の高い男性看護師の伊東《いとう》さん（仮名）はまだ保護室から出てよいと許可されていない紗矢に「ストレス溜まるだろう？」と扉を開けてくれ、話をしながら一緒に病棟内を散歩してくれたという。そんな時、紗矢は従順だった。——のちに伊東さんは看護師長となった。

私は眠れなくなり、そして昼間でも布団の中でゴロゴロしていた。家事も何もやる気がしなくなった。一週間後、私は20代の男性医師相原《あいはら》先生（仮名）に診てもらった。もう忘れてしまったが、長い時間いろいろ質問され、私が「はい」と答えるたびに、「なるほど」と言っているような緩んだ表情をした相原先生は「うつ病ですね」と診断して、スルピリドを処方した。私は1回服用しただけで頭痛がしてフラフラして、ぶっ倒れそうだった。

鬼の形相再び

ある日、私が紗矢の面会に行くと、クルクルとしたパーマの高齢女性看護師がいきなり、「ちょっとこっちへ来てください」と、機嫌悪く誘導するので急ぎ足でついて行くと、そこはリネン室だった。袋に入れられることもなく、こんもりと置かれたボロボロの布団を指さして、「こんなにしたんです！」とその看護師は鬼の形相で言った。それは保護室へ隔離された時に抵抗した紗矢の仕業らしい。

「申し訳ありません」と私は頭を下げた。

翌日も紗矢に面会に行くと、今度はひょろりとしたメガネの20代の男性看護師にも同じようにそのリネン室へ連れて行かれた。

「お母さんに一度見てもらっておいて、ということなので……」と小さな声で言う。そこにあるのは昨日と同じ光景だった。デジャヴ？

「昨日見せてもらいました。でも一体、それを私に見せてどうしろということですか？」と怒りに震えながら問う私に、その男性看護師は何も答えなかった。

自分の子供が精神科に入院していることはとてもつらいことで、さらに追いうちをかけられる。泣きっ面《つら》に蜂。子供は元気に生まれてきて、その子は自分程度の人生を歩むのだろうと漠然と思っていたが、そうではなかった。そして、まさか自分の子供が精神科病院に入院するという予想もしなかった状況。精神科病院には看護学生の頃に実習には行ったが、自分の人生には無縁だと思っていた。

放火

5月2日、紗矢は退院に向けて自宅外泊してきたが、その夜になって強迫症状から被害妄想でパニックになり、「死にに行く！」と言いだした。頓服は使えない状況で、家で過ごすことなどできるはずもない。「ちょっと病院で診てもらおう、診てもらったらすぐまた家へ帰ってこられる」と嘘《うそ》をついて病院へ連れ帰った。強靭《きょうじん》な男性看護師が4人がかりで紗矢を保護室へ入室させた。

「なんでー⁉　お母さんの嘘つき！　診察してもらうだけ、って言ってたのにー！」と振り返りながら半泣きで抵抗していたが、やはりこの時もかわいそうという気持ちは全く感じなかった。むしろ、もうずっとこのまま永遠に病院で生活してほしかった。

5月8日、再び外泊予定で家に戻ってきたが、また「死にに行く！　どうにかして死んでみせる！」と言う。またしても家に泊まらせずに帰院させ、結局保護室入室だ。

そして5月12日、3回目に自宅外泊してきた日の夜中のことだった。紗矢は自分の部屋でまだ眠らず、私は紗矢の部屋の前の廊下でパニックなどに対処できるように待機していた。部屋からカチカチという音が聞こえてくる。

（ん？　ライターの音？）

前に紗矢はデイケアのメンバーがたばこを吸っていたことから興味を持ち、自分も吸いたくなって試していた。やめた方がいいという助言など紗矢が聞くはずもなく、叱ることもこちらはストレスになるので好きにさせていた。紗矢にとってたばこは高額だし、口で吹かすばかりだったので、いつかやめるだろうと思い、たばこもライターも持たせたままだったのだ。

しかし、繰り返しのライターのカチカチ音が気になって、「たばこ？　吸ってる？」とドアを開けると、部屋中が煙で真っ白、そして床に置かれたタオルがメラメラと小さく燃えている。

「死のうと思って……」と、わりと普通に紗矢が言う。

私は「やめてー！！」と大声で部屋へ押し入り、大急ぎで燃えているタオルの火をもみ消しながら「お父さーん！」と叫んだ。目を覚ました夫が慌ててやって来て、窓を全開にした。煙がやっと消え去って、「どうしてー？　嫌だ嫌だー！」と病院へ帰ることを嫌がる紗矢を叱りながら、「まだまだ退院は無理！」と言って、夫と二人で紗矢を病院へ送って行った。

インプレッサ

こんな状況で紗矢は退院できるはずもないと私たち夫婦は思っていたが、高木先生は「外泊させて5月中に退院してください」ときっぱり言うだけで、それ以外の話はないし、こちらの話を聴いてくれる余地はなさそうだった。背の高い赤い口紅の40代の女性看護主任からは、暗に転院の話も持ち出された。

紗矢は、毎日の電話では「もう死ぬ、今までありがとう」などと言うわりには、お菓子は食べたいだけ食べているし痩せてもいない。急に変な話をして笑ったりもしている。

そして、5月23日——4回目の自宅外泊となるその日、私が預かったままになっていた携帯電話を紗矢に渡した。写真を撮るなどして嬉《うれ》しそうだったので、調子はまあまあだろうとみていた。そろそろ入浴して寝る時間が近づいてきた頃、紗矢は私に「先に寝てていいよ」と言う。そんなことを今まで言ってくれたことはなかったので、嬉しくて、慢性的に睡眠不足だった私は、廊下に敷いてあるいつもの布団に入った。紗矢は入浴には儀式があったり繰り返したりするので時間はかかるだろうけれど、今夜は大丈夫だろう、と思っていた。

その日は雨風があり少し嵐のような夜だった。ウトウトし始めた頃「ファーンファーン」というクラクションが断続的に聞こえてきた。

(こんな夜中に誰?)

野次馬根性で夫を起こそうと寝室へ入り、「お父さん、外でクラクション……」と言いながらカーテンを開けて外を見た。

雨風で揺れている庭の金木犀《きんもくせい》とオリーブの木の隙間からぼんやりと見えたのは、家の前の道路から1mほど低い位置にある畑に、前方部分が突っ込んでいる白っぽい車だ。立ち上がったリアスポイラーが雨に濡れていた。

かろうじて後ろのナンバープレートが見えた。「ぜろよんぜろ……0406！　あたしの車！」と私は叫んだ。0406、私たちの結婚記念日4月6日と重なる数字で、間違いない。夫も「えっ⁈」と一緒に窓からその車を凝視した。――一瞬時間が止まった。

二人で部屋を飛び出し階段を駆け降りて車の窓に近づいた。前のめりに傾いた車の中でクラクションを鳴らし続けている紗矢の姿があった。

もうその後どう対処したものやらほとんど空白だが、JAFを呼んで車を引っ張り上げてもらって4万円ぐらい払い、「死刑にして～！」と泣き叫ぶ紗矢を病院へ送って行き、帰って来たのが午前2時頃だった。私はドキドキして、とうとう一睡もすることができなかったことを覚えている。紗矢は、車で近くの橋まで行って、そこから飛び降りて死ぬつもりだったらしい。

夫が帰宅後に、車の走行跡を確認すると、隣家のブロック塀が、横に2段、縦に5列、粉々に砕けていた。エンジンをかけた直後にアクセルを踏みすぎて衝突させたのだろう。賃貸のその家には当時誰も住んでいなかったことは幸いだった。

運転免許もないのに、そして裏の駐車場から事故現場まで道幅4m、距離約50m、直角の曲がり角が2カ所もあるのに、よくまあ運転できたものだと感心した。いやいや感心している場合ではない、これは車の所有者による鍵の管理が悪かった。けが人や死者が出なくて本当によかったと安堵《あんど》した。

ボロボロになったインプレッサは、どうにかエンジンはかかる。私の心もボロボロだったが、いつも車検でお世話になっている自動車屋まで運転して行った。馴染みのおじさんは、好きな釣りで日に焼けた顔を皺《しわ》だらけにして、「どうしたー?!」と大声で近づいて来た。私は無表情で、「何も訊かずに修理して。保険は使えないから」と返答した。おじさんはそれきり黙った。

20日ほどしてインプレッサの修理が終わった。費用は32万円だった。隣家の塀は舅《しゅうと》が友人の左官屋に頼んで修理したが、横2段、縦5列のみが真新しいブロックになり、違和感のある塀に仕上がった。それを見るたびに気持ちが落ち込んだ。

オーバードーズ（過量服薬）

6月になり、再び高木先生は「外泊してから、退院させてください」ときっぱりと言った。そして紗矢は「死にたい」気持ちのまま、1回の自宅外泊を挟んで、退院となる。

6月28日、ついに退院してきてしまった。——疲れ切っていたその頃の日記は空白が多い。

私は、いつもの廊下で寝ていたのだが、その布団の脇に、いつでも構えられるように、長さ1mほどのゲバ棒を準備した。舅が大工だったので、倉庫には売るほどあった。今度紗矢が何か事件を起こそうものなら、私が一発決めてやると覚悟を固めたのだった。もう30年はやっていないが、剣道初段の腕前だ。まあしかし、一発決めるといっても常識からして「面」はダメだろうから得意の「小手」にしておこうとは思っていた。かわいい孫も生まれているし、家が燃えて家族が死ぬようなことが絶対にあってはならない。もう私はうつ病になっている場合などではない、家族を守らなければと奮起した。交感神経が優位になっているせいか、ますます眠れない。

紗矢は退院してから一週間ほどは「調子が悪い」と言いながらもパニックにはならず、私は付きっきりで一緒に買い物に行くなどして過ごしていた。

7月5日の寝る前、私はいつもの廊下で待機していたが、突然、紗矢の部屋のドアが静かに開いた。興奮することもなく、「死のうと思って、薬のんだ……」と言うのである。紗矢は自分の部屋で薬を自己管理して服用していた。

「え？」と驚いて紗矢の部屋に目をやると、床に落ちている薬袋が目に飛び込む――服用十数回分の透明の分包紙が連なったまま、各々の袋は破られていた。

「ちょっと！　なにやってんのー！」と叫び、続けて「お父さーん！」と呼んだ。

救急車を呼ぶのは気が引けた。まだ薬の効果は出ていない紗矢を、修理が終わったばかりのインプレッサの後部座席に押し込むように乗せた――この時ばかりは紗矢の体に触れても「うわー！　汚れた！」と騒がれることはなかった――。救急対応の日赤病院なら診てくれるだろうと思い、とりあえず車を出した。運転する夫の横で、私はまずは月丘病院へ電話をしてみたが、当直が高木先生ではなかったのだろう、断られた。なぜか日赤病院にも断られた。仕方なく県立病院へと、夫は車を走らせた。

お薬手帳を忘れてあたふたとしている私とは違い、救急救命室では30代の女性医師と女性看護師は淡々と手際良く胃洗浄と活性炭注入を施してくれた。パーテーションで仕切られた少し離れたベッドでは、誰か急病人が死んだのだろう、嗚咽《おえつ》、そして慟哭《どうこく》。少しの血を見てもダメな夫を車の中で待たせたのは正解だった。

そんな救急救命室を後にして、再びインプレッサに紗矢を押し込むように乗せ、帰宅した。何時に帰宅したのかも忘れたが24時は過ぎていた。フラフラしながら自分の部屋へ戻った紗矢は、ベッドに倒れ込み、そのまま約30時間眠り続けた。ぐったり疲れた私は、今のうちに眠っておこうと目を瞑《つむ》るのだが、今度紗矢は何をやらかすのだろうと考えると怖くてドキドキして眠れなかった。

翌日、主治医の高木先生に電話して経過報告をすると、目が覚めたら普通に定期薬を再開するようにとだけ説明があった。別に求めてはいないが、労《ねぎら》いや同情の言葉は一言もなかった。

当時の定期薬はクエチアピンとパロキセチン、睡眠薬はゾルピデムと記録にある。

オーバードーズ事件以降は、私が紗矢の薬を管理することにした。一日分ずつを出して、食卓の上に並べる。すると、その薬を並べる作業を見ただけで、紗矢は「お母さんの唾が飛んだから、汚れた」と言う。紗矢が見ていない時に並べて置いても、「なんだか汚れてる感じがする」と言う時もあり、そのたびに分包紙ごと洗ったりした。

7月24日夕方、「薬が汚れたので、もうぜーんぶ飲めない」と言いだした。「洗ってもダメ」と頑なに言う。どうしたものか。夜は、睡眠薬を飲んで眠ってもらわないと困るのだ。私は、その汚れたという薬をこっそりとバッグに入れ、「病院へ行って新しい薬をもらおう」と説明して紗矢を連れて月丘病院へ向かった。

紗矢を待合室で待たせ、私だけが診察室へ先に入った。当直師長に事情を説明して、新しい薬を準備したということにして、夕食後、(睡眠薬も一緒に) 服薬介助してくれるように頼んだ。人当たりが良く大柄なその男性看護師長は、私の必死さが通じたのか、黙って私の筋書きどおりに動いてくれた。

行方不明

8月になっても何も変わらず、紗矢に付きっきりだった。

8月7日の定期受診にやっと頓服にゾテピン50㎎錠を処方してくれた。ゾテピンは一日2〜

３回使っていたが効果は定かではない。

８月19日の受診時にパロキセチン一日30㎎に増量となっている。

猛暑の続く８月24日、病院から帰宅して、家の前で紗矢は車から降りて家の中へ入ったはずだったが――紗矢がいない。私は裏の駐車場に回って車を止めてから家に入ったのだが、紗矢との時間差は、ほんの３分ほどだっただろう。家の中を探してもどこにも紗矢はいない。靴を脱いだ形跡もない。その日は家族の誰かが在宅していたので鍵は開いたままだった。家の中や外をもう一度探しても、やっぱり紗矢はいない。

私は今日の出来事を、順を追って思い返してみた。紗矢は朝から、５月に起こした自動車の無免許運転事故について「逮捕されないかな？」と気になり始めていたのだった。

「警察に逮捕されないかなあ？　お母さん、ちゃんと確認してくれた？」

「確認した！　逮捕しないって。あれは車の持ち主のお母さんが悪いんだって」

「ほんとう？」

「本当」

「ぜったい？」

「絶対」

などと、同じ話を繰り返しても納得せず、「気になる！　逮捕される！　死刑になる！」と、だんだん声も大きくなる。

「それぐらいのことでは、逮捕されないから！」と、何度説得しても、「気になる～！　気になる～！」と、同じ場所から動かず、膝を立てて座り込み、両手で髪をもみくちゃにして唸《うな》っている。このままだと、今夜はまたオールナイトになってしまうと察知した私は、「気になるのが紗矢の病気だからね。病院へ行く？」と言うと、「うん、行く行く。そうする」と紗矢が慌てて立ち上がる。出かける準備をし、音楽を聴きながら車で走っている途中は、気が紛れていた。

病院で筋肉注射をしてもらった。鎮静剤はもう使えないと断言されていたのに、たとえけいれんを起こす恐れがあっても使ったほうがいいと判断されたのだろう。以前の注射はクロルプロマジンだったが、今回は待望のレボメプロマジンなので効果がありそうだと思った。

そして、帰りの車中での会話。

「警察に逮捕されないかなあ？　ほんとうに、ほんとうに、お母さん確認してくれた？」

「確認したってば！　逮捕しないって言ってたよ」

「ほんとう？」

「本当」

「ぜったい？」

「絶対」

などと、再び同じ話を繰り返す。――その一連の出来事を思い返したのだった。

（そうか）

行き先はわかった。近くの交番へ電話をして、黒いTシャツとジーンズを身に着けたその風貌と事情を早口で簡単に説明して、その交番へ車で向かった。

（やっぱり……）

俳優の村田《むらた》雄浩《たけひろ》に似た大柄な警察官が紗矢と話しているのが見えた。私は交番に着いて、車から降りて近づいた。紗矢は「私のこと逮捕しない？」と、無免許運転や以前心配していた同級生のバイクの後ろに乗せてもらったことも含めて、あれこれと「気になること」を確認していた。私が到着したことで、その警察官は安堵《あんど》した笑顔になって、「心配ないよ。だけど、同じことはもうダメだよ」と右手を左右に大きく振った。

紗矢はとりあえず安心したようだったが、安心することは悪循環になるだけなのだと不安になった。その後、何度もその件についてパニックを起こした。

レボメプロマジン再び

9月になり、頓服にレボメプロマジン25㎎錠が再び処方された。昨年、パニックになったときに大学病院で50㎎錠が10錠のみ処方されたが、２００５年12月に副作用を疑われ中止になってからは5年ぶりだ。

ゾテピン一日3回服用、その上に一日量としてレボメプロマジン50㎎～75㎎を追加して、一日の半分以上を眠らせて、どうにか私たち家族の生活は成り立っていた。9月16日にはビペリデンが一年ぶりに再開との記録がある。

ボヤ騒ぎ、無免許運転、オーバードーズの事件を経て、障害等級の変更を申請し、1級と認定された。

五つ目の質問

10月14日の受診日、いつも高木先生の質問は「調子どうですか？」「食欲はありますか？」「眠れていますか？」「お薬ちゃんと飲んでいますか？」の四つだけなのに、その日は五つ目の質問があった。五つ目の質問は「警察に電話したりしてないかな？」だった。あの猛暑の8月に紗矢が交番へ「気になること」の確認のために走って行ったことを、その直後の診察の時に報告していた。それをふと思い出して質問してきたのだろう。私はゾクゾクと鳥肌が立った。

予想どおりその夜、紗矢は「殺される！　逮捕される！　死刑になる！」などと、パニックを起こした。

「警察」はNGワードの一つだ。紗矢自らが発するのはいいらしいのだが、周りの誰かが言うのはNGだった。家の近くで交通事故などがあっても「警察が来ていた」という会話さえも家族ではタブーだった。私たち家族は警察のことは小声で「け」と省略して呼んでいた。今でもそれが習慣になっている。その後10日間で2回、高木先生に確認目的のみで受診する羽目になった。この2010年は怒濤《どとう》の一年間だった。

以後2015年11月に主治医が育休明けの北川先生に戻るまでの5年間、月に一度私だけが病院へ行って高木先生に症状を伝えて処方してもらい、紗矢自身が受診するのは年に1回とした。紗矢はもう絶対に入院は嫌だと言い続けた。

10月28日、パロキセチンは一日40㎎から50㎎に増量となった。レボメプロマジンだけが頼りで2020年まで量を増やしながら飲み続けることになる。

2011年　22歳

減った家族

怒濤《どとう》の2010年の翌年、東日本大震災があった2011年。年が明けてからも、紗矢の症状は変わらず「汚れ」「気になること」「時々パニック」、オールナイトや昼夜逆転、相変わらずの多食で体重は90kg目前だった。私は不眠と疲れで、口内炎ができ皮膚もカサカサに荒れた。

ますますイライラして、そしてまたレボメプロマジンを飲ませるのだった。一日量として100～150㎎と増えつつあった。処方されるレボメプロマジンは25㎎錠から50㎎錠に変更となった。

新年早々また新しいことを言いだした。家のカーテンや窓が少し開いていたり、網戸になっていたりすると、「誰かに聞かれたかも？」「誰かに呼ばれたかも？」と言い、たびたび外へ出て確認する。

「聞こえたら何が困るの？」と訊《き》いても、困った顔で、「とにかく気になる！」とのことだ。

家じゅうの窓という窓、カーテンというカーテンはほんの少しも開いていることがないように常に気を配った。それでも、紗矢が喋《しゃべ》っている最中に家族の誰かが帰宅して勝手口が急に開くようなこともある。すると、「今の会話が外へ聞こえたかもしれない。聞こえるかどうか実験してきて！」と言うのだった。

そのたびに私は勝手口から外へ出て聞こえないことを確認して、「家の中の音なんか、全く聞こえないよ」と言うのだが、紗矢は何度も何度も実験を強要した。

また、飛行機が飛ぶのを見ると、「あの飛行機に乗っている人たちに私の声が聞こえたかも？　私の姿が見えたかも？」と心配する。

「見えるはずがないし、聞こえるはずもない」

「飛行機に乗っている人全員に確認して！」と興奮している。

「……全員？」

「うん全員」

「……したよ。聞こえてないって」仕方なくそう答える。

「警察にも？」

「したよ」

「ほんとう？」

「本当！」

「ぜったい？」

「絶対」

こんな会話の繰り返しで、結局パニックになり、そしてレボメプロマジンを飲ませるのだ。

そんな中、長女一家（亜矢と亜矢の夫と、その一人娘）は埼玉で新しい生活を始めることになった。3月10日に引越センターに荷物を運び出してもらったのはいいが、翌日の11日に、東日本大震災が起こった。

娘婿《むすめむこ》（亜矢の夫）はすでに1月に埼玉へ移り住んでおり、長女（亜矢）と2歳の孫娘（亜矢の一人娘）は3月12日に飛行機の予約を取っていたが、福島原発のこともあり出発を遅らせることにした。やっと、まずまず安心して送り出すことができたのは5月末だった。

舅《しゅうと》が脳梗塞で3月末に急逝した。四十九日法要までの間、紗矢は線香が燻《くすぶ》る祭壇の前に座り、遺影を見ては「じいちゃん……」と泣き、そのあとにリンを鳴らしては「食べてもいい？」と、お供え物のお菓子を頂くのだった。結果、体重は徐々に増加、2年後の2013年には10kg増の100kgとなった。家族は急に4人——姑《しゅうとめ》、私、夫、紗矢——に減った。

この年の12月に、大正14年生まれの私の実父も鬼籍に入った。別れの時、棺で眠る父。19歳の時、満州《まんしゅう》の地を軍靴で歩いたというその両足はパンパンに腫れていた。本人の望みどおり在宅での最期だった。目鼻立ちの整った——私は似ていない——その顔に「できるなら紗矢の病気を治してほしい」とお願いしたが、さすがにそれは無理なお願いだったようだ。

2012〜2018年　23歳〜29歳

四人家族

2012〜2018年の7年間、夏は「汚れ」、冬は「気になること」の症状がそれぞれ突出する感じで、パニックも時々起こした。

この7年間の処方は、ほぼ変化はなかった。一日量として、バルプロ酸ナトリウム800mg、クエチアピン600mg、パロキセチン50mg、ビペリデン3mg、ゾテピン200mg、睡眠薬はブロチゾラム25mgとニトラゼパム5mg、頓服はレボメプロマジン50mg錠の適宜使用。

落ち着いている日は、レボメプロマジンは夕方に50㎎錠を1錠だけ服用させ、残った薬はためておいて症状が強い日に使う。

不調の時、たいてい紗矢の方から「レボ（レボメプロマジン）ちょうだい」と手のひらを差し出してくる。しかし不調でも服薬拒否をする時がある。

「いやだ！　気になることがまだ解決していないんだもん！　レボ飲んだら眠くなって考えられなくなっちゃうよ！」

「とりあえず一つ飲んでから、一緒に考えよう。ね、そうしよう」

説得するとやっと手のひらを上へ向ける。それから「気になること」に対する紗矢の納得する解決案について、紗矢と二人で、ああでもないこうでもないと無限ループの議論が続くことになる――そして1～2時間ごとにレボメプロマジン50㎎錠を1錠ずつ飲ませるのだ――。

私の応答次第では途中でパニックになり床をダンダンと踏み鳴らしたり、大声を出したり「死にに行く」と言って出て行こうとしたりする。どうにか着地点が見つかり解決できたら、あるいは紗矢が「もう……眠い……明日考える……」とその場に倒れ込めば、その時点でやっとその日は終われる。私も眠ることが許される。その日その日によって使うレボメプロマジンの錠数は違うが、最高6錠、つまり300㎎にまでなってしまう日もある。そんな夜はとっくに24時を過ぎている。

そして紗矢は、「絶対に入院は嫌だ」と言い続け、実際この7年間は入院をしなかった。

窓やカーテンをきちんと閉め切ること、ＮＧワードの禁止、紗矢に近づかない、強く叱らないことも含めて、私と夫と姑《しゅうとめ》は紗矢のあらゆる症状についての対応の仕方が上手になってきただけにすぎなかった。もうこれ以上のことは望めないのだという諦めの中で、それなりに生活を続けるほかはなかった。

Ｔ４作戦

私は紗矢のことにかかりきりで友達と会える機会はめっきり減っていたが、それでもたまにランチを共にしたりメールで近況を報告し合ったりすることはあった。そんなとき、「私ほど苦労している人はいない」と感じた。私以上に苦労している人がいるとすれば、それは歴史上あるいは他の国にしか思い浮かばなかった。

私は40代に入った頃に放送大学に入り卒業を目指していたのだが、それどころではなくなり、単位は半分を取得したところで休学していた。卒業はできなくても、人間としての苦しい生き方について学びたいと思い、「パレスチナ問題」について学んだ。600万人ものユダヤ人が殺戮《さつりく》された過去。もし紗矢が、ユダヤ人としてあの頃に生まれていたならば、Ｔ４作戦により虐殺されていたことだろう。世界を見渡せば、あるいは歴史を振り返れば、自分の存在や悩みはごくごくちっぽけなものなのだということを学ばせてもらった。

お出かけ

月曜日はお出かけの日と決めていた。社会とのつながりのない紗矢にとって、私との外出だけが唯一の楽しみだった。出かける前には必ずシャワーを浴びなければならない。車内へ持ち込むCDは紗矢にとって「きれいなもの」であり、また、たいていCDを購入するので、絶対に自分も「きれいな状態」でなければダメだということだ。

シャワーを含め出かける準備に要する時間は早ければ1時間だが、たいていは2〜3時間かかり、最長で6時間かかった。あらかじめ車の鍵は解除して、紗矢が準備をしている間は、いつでも出発できるように私は客間で待たなければならない。

浴室から部屋へ戻る紗矢と出くわすことはおろか、目を合わせるのも絶対にいけないのである。また私以外は誰も1階にいてはいけないのでわざわざ出かけるか、部屋にこもるかのどちらかであった。夫は仕事に行っているが、姑は病院へ行くか畑へ行くか、あるいは2階の部屋で声を潜めて待った。

紗矢が納得できるまでシャワーを浴びたら「お母さん行こう」と言いながら勝手口へ向かう。私は声を出さずにうなずくのだが、その時点ではまだ家の中で待ち、カーテンの隙間から紗矢の様子を窺《うかが》う。

紗矢は勝手口で靴を履く。玄関は汚れているとみなされているため絶対に出入りはしない。いったん車に乗るのだが、大抵すぐに戻ってくる。そして庭に設置された水やり用のホースで手や足、髪の毛、時にはバッグや財布などを洗う。これも1回で終わればいいが、たいてい5〜6回は繰り返す。終わったらもちろん水道は出しっぱなしだから私が蛇口を閉めに行かなくてはならない。

車のドアが閉まる音が聞こえて5分が経過するのを待って、私が運転席に座ると、紗矢が「お待たせ」と言って無事に出発できるのだ。紗矢は大抵いつもびしょ濡れだ。足元にはCDを何十枚も入れた黒いバッグを置いてある。エンジンをかけると、すぐさまその日に聴きたいCDをカーオーディオに差し込む。

ある日、遠くにあるブックオフを目指して出かけたのだが、出かける前に納得がいくまでシャワーを浴びたはずなのに、「汚れたから、帰ってシャワーをする」と言いだした。「もう遠くまで来ているから、じゃあ今日はもうこのまま帰ろう」と説得しても絶対に譲らない。紗矢との言い争いは非常に疲れるので、家に戻ってまたシャワーを浴びて、髪や服は濡らしたままで再び出かける。時間も遅くなる。そんなことが何度かあった。

紗矢にせがまれて隣県のブックオフを訪れた時のこと、未購入のDVDをトイレへ持ち込んで洗ってしまった。そのDVDは買う予定だったので、手に持ったまま乾燥するのを待ってから会計をしたのだが、後できつく叱った。幸い店のスタッフには気づかれずに済んだのだが、もし何らかの注意を受けていれば「逮捕される」とパニックになるに違いない。

わざわざ遠い所まで出かけて買ったDVDだったが、帰宅途中に「汚れたから、捨てる」と後部座席の段ボールのゴミ箱に放り込んだ。そして、「お母さんのせいで汚れた！」と大声で怒るので、「紗矢の病気のせい！」と私はもっと大きな声で言い返した。

病気のせいだと思っても、紗矢の言動にあまりにも腹が立ち、私の人生を返してほしいとイライラした。

お出かけから帰宅したら、紗矢を車中に残して私は先に家に入り、リビングに姑がいないことを確認する。もし姑がいれば、2階へ上がってもらう。そして車に戻り、車窓の外からOKサインをする。すると紗矢は車から降りて家へ入り、急いで2階へ駆け上がるという手順だ。

もしCDが入っているバッグとその日に買った商品を持った状態で家族と出くわしてしまうと、全てが汚れてしまうのだ。

出かけたときに車中で、ひっきりなしに手や足やCDをウェットティッシュで拭く。「お母さんがこっちを向いたから唾が飛んできた。息も飛んできた」が理由だ。そのウェットティッシュ自体が汚れて使えなくなったときは、目的の買い物よりも百円ショップに行ってウェットティッシュを買うことが先決になる。

後部座席にゴミ箱として準備した段ボール箱はみるみるうちにいっぱいになる。そしてウェットティッシュとともにクレープやアイスクリームや菓子パンなどを食べた後のゴミ、空のペットボトルなどもどんどん入る。車の中は、帰途に就く頃に甘い匂いで充満しているのだった。

ばあちゃん

なぜか、昔からばあちゃん（姑）に対する紗矢の汚染恐怖は特に強く、ばあちゃんが近くに来ることはおろか、目を合わせることすら「汚れた」と言い、憤慨し、暴言を吐く。

お出かけをしない日でも、紗矢は、特に午後から夕方にかけて1〜3時間、ほとんど毎日シャワーを浴びた。汚れの理由はその時、その時で違う。

シャワーの後に台所でばあちゃんと出くわすと再び汚れるので、ばあちゃんは2階にいなくてはならない。

何時間にも及ぶと、ばあちゃんはお腹が空くし、待ちくたびれて、「さーちゃん、もう終わったー？」と不意に降りてくることがある。

すると紗矢は烈火のごとく怒る。

「ばあちゃん、もうっ、2階へ行ってて！　なんでわかんないのー！」

「ごめんごめん、まだだった？」と、か細い声でばあちゃんは再び2階へゆっくりと静かに上がっていく。

私や夫はそのたびに紗矢を叱るのだが、そうすると今度は、紗矢は「私なんか、いない方がいいよね？　死んだ方がいいんだよねっ！」と叫びながら、家を出て行こうとする。近くの国道へでも飛び出されたら大変だ。きつく叱ることは逆効果だ。

姑は優しくていい人だ。いつも紗矢の言うとおりにしてくれる。というよりも、言うとおりにしなければ収拾がつかなかった。紗矢は何よりも強迫行動が最優先なのだった。

お風呂

浴室でのことを、紗矢にどんな決まった手順や儀式があるのか尋ねたことがあり、その記録が出てきたので記すことにする。

・脱衣室と風呂場のすべてのドアと窓が閉まっているか確認
・普通に服は脱ぐ
・体は洗わずに、すぐに湯船に入る。息を吸ってから湯船へ潜りブクブクと息を吐く（湯船の中で目をパチパチすることや耳を洗うことも時々必要らしい）
・湯船から出ると床面全体をシャワーで洗う
・シャンプーをする
・シャワーを浴びる順番は右肩→左肩→背中→右胸→左胸→腹→右足→左足

・シャワーのカランを洗う
・足元を見ながら、右足を先に出して脱衣室へ行く
・何にも触れないように、棚からバスタオルを出し、体を拭く
・下着、パジャマを着る。一時期、脱衣室では着替えができないと言い、バスタオルを巻きつけたまま出て、自分の部屋で着替えていたこともあった
・足元を見ながらそっと出て部屋へ行く

朝や夕方にどれだけシャワーを浴びていても、寝る前には必ず入浴はする。その時、私以外の家族はそれぞれの部屋にいることが紗矢のルールなので、夫や姑は部屋へ入ると朝まで出てきてはならなかった。

もし順番どおりにでき、儀式もできていたとしても、「できていないんじゃないか？」と思うとやり直しになるらしい。あるいは、何かに触れたり家族と出くわしたりするとやり直しになるが、もし何にも触れていなくても「触ったんじゃないか？」と思うと、やり直しになるらしい。短くても1時間、長ければオールナイトだ。髪は洗うが、体は洗わず湯船に入るだけなので、紗矢の入浴後は湯船が汚れている。

6点セット

２０１５年、主治医は5年ぶりに育休から復帰した北川先生に戻った。先生の提案で心理士の住友さんとのカウンセリングも復活した。

しかし、1回目のカウンセリングで「住友さんに被害妄想の症状について話したことを、誰かに知られて、6点セットをされる！」とパニックになった。

――前に書いたが、「怒られる」「叩かれる」「殺される」「逮捕される」「訴えられる」「死刑になる」を6点セットと呼んでいる。紗矢は、最初いちいち決まり文句のように「怒られたり、叩かれたり、殺されたり、逮捕されたり、訴えられたり、死刑になったりしない？」と言っていた。しかし途中でわからなくなって「あと、何だっけ？」と尋ねたり初めから言い直しになったりするので、私の提案でこれらをまとめて「6点セット」と紗矢も呼ぶようになった――。

「住友さんはカウンセリングの内容を誰にも絶対に喋《しゃべ》ったりしないから大丈夫」といくら説明しても無駄だった。

「そのことを全国の人、警察の人、住友さんにちゃんと確認してある？」

「全国の人？　警察の人？　そんな人たちは関係ないよ」

「あるある！　関係ある！　ねえ、確認してある？　誰も私に6点セットをしないって？」

そのような確認が延々と続く。同じ話があと何時間続くのだろうか。疲弊した私は、棚の薬箱からレボメプロマジンの分包紙を取り出す。「とりあえず、これを飲んでから話そうね」

「うん」

「……ちゃんと確認したよ」

「どうやって？」

「……電話とインターネットで」

「そんなに早くできる？」

「……できる」

「ほんとう？」

「本当」

「ぜったい？」

「絶対」

カウンセリング後は住友さんとの会話内容を私に確認することになってしまうのだ。せっかくカウンセリングを受けているのにどんどん「気になること」ができて、2回受けただけで「もうカウンセリングはやめる」と中止になった。

6点セットの中でも特に怖いのが「殺される」と「死刑になる」なのだが、そのことについて、北川先生は「本当に今までに誰かが殺しに来た？　そんなことは絶対にないから！　私が保証するから！」と話してくれ、その時は紗矢も安心した表情になったのだが、いざパニックになればそんなことはすっかり忘れている。結局、誰かと関われば関わるほど、紗矢は「気になること」ができて、翌年の２０１６年４月以降は、高木先生の時と同様に、紗矢自身の受診は年に１回とした。

イチジョウ

２０１７年３月のある日、私は病状ノートを開きながら紗矢に何気なく訊《き》いた。

「紗矢？　昨日はレボ（レボメプロマジン）何錠飲んだっけ？」

「えーと、１錠と思う」

少し沈黙があって、「どうしよう！　気になることができた！」と紗矢の表情がいつもの困った顔になってきた。

「何？」

「同級生の一条さんに『イチジョウと言ったのは、薬の１錠のこと。一条さんを呼んだのではない』と言ってある？　ねえ、お母さん！　気になる！　６点セットされない？」と言いだした。

「……大丈夫。お母さんが一条さんに許可をもらっているよ。６点セットしないって言ってたよ」

「そうなの？」と、いったんは安堵《あんど》した表情を見せるのだが、「全国の一条さんていう人を全員警察に呼んで、説明をして、6点セットをしないって約束してくれた？」

「全員？　……うん、そのとおり！」

「そうなの？」と、また安堵した表情を見せるのだが、「直接、私が言わなくても、お母さんが代わりに説明するのでもいいって言ってた？」

「……そのとおり！」

「そうなの？」と、納得するかと思いきや、「こんな会話をしてもいいと一条さんに許可をもらっている？」と、新たな心配ができる。

「もらっているよ」

「ほんとう？」

「本当」

「ぜったい？」

「絶対」

「でも……ほんとうに全国の一条さんを全員呼んだの？」

そんなことはできるはずがない。何時間でも何日でも同じ話が続く。無限ループだ。レボメプロマジンで眠らせるしか方法がない。

「とりあえず、これを飲んでから話そうね」

「うん……」

洗濯物

「短パン8枚、Tシャツ8枚、バスタオル6枚、パンツ8枚。いつまで続くんですか？　これ……」私は誰かに尋ねたかったのだろう——2015年夏のある日の日記だ。とにかく、洗濯物が多い。これは夏の洗濯物なので全体の重さとしては少ない方だが、冬場は厚手になり長袖と長ズボンなのでかさばる。しかもどの衣類もバスタオルもなぜかボトボト滴るほどに濡れていることが多い。さらには着脱の回数も洗濯の回数も多いので破れやすい。

もう全部洗わないことにした。わりと長い時間着たかな？と思うものだけをちゃんと洗い、他は脱水だけで干した。紗矢が必要とするバスタオル、上下の服、下着はそれぞれ10枚ほどを準備していた。あればあるだけ着替えるので、これ以上は追加しないことにした。

昼間や夕方にシャワーを浴びて何度も着替えてしまうと、寝る前の入浴の後の着替えがなくなるので、2組だけ取り置きをしておく。しかしその2組までも汚染させてしまい、着るものがなくなるときがある。

私がウトウトしかけた頃「お母さーん！」と呼ぶ声で起こされることはしばしばだ。頼まれる用事の内容は予測できるが、不機嫌に「なにー？」と布団の中から返事をすると「着替えを出してー」とバスタオルを巻いただけの紗矢が待っている。

「もう着るものはない、そこに干してある服を着るように」と私が生乾きの服を指さすと、

「えー……」と落胆しながらでも、紗矢は仕方なくそれを着る。

「気になること」があれば、風呂へも入らず時間はお構いなしに納得するまでそのことを喋り続けるし、そんなことがない日は着替えを出せと眠りを妨げられる。

とにかく、私は連続6時間眠りたかった。6時間眠れていればどうにか頑張れた。結局、レボメプロマジンで紗矢が深く眠ってくれていることが一番ありがたかった。

トイレ

いつ頃からか忘れたが、紗矢はトイレットペーパーもティッシュペーパーも汚れているという理由でそれらをいっさい使わなくなっていた。用を足した後もトイレットペーパーを使わないので下着はいつも汚れていた。——どう考えても、一般的にはそちらの方が汚い。

外出先のトイレの洗面所で、手や前髪を洗うのはまだしも、靴を履いたまま足を片方ずつ持ち上げて洗うので、そんな時に居合わせた人はギョッとした顔をする。私は他人のふりをしてその場を離れる。

便座に蓋がある場合、それに触《さわ》れないので、「蓋を上げて」と私に頼んでくる。

トイレのレバーやボタンは汚染物なので使用した後に流すことはできない。

蛇口も汚染物なので手洗い後は水道を止めることはできなかった。今でこそ、使用した後にトイレは自動で流れたり、手洗いの水道も自動で出たり止まったりする所が多くなったが、その頃は手動が多かった。おまけに必ずと言っていいほど便器は汚す。特に汚れがひどいのは生理の時だ。私は、紗矢が使った後のトイレをチェックして、汚れている場合は掃除をした。

体重80kgを超えて以降は、狭いトイレの壁に体や服の一部分が触れてしまうので、多目的トイレを利用するようになった。

ある日曜日に、私と夫と紗矢の三人でドライブがてら隣県のショッピングモールへ遠出した。その時にも何か「汚れ」が気になり、何度も多目的トイレへ入り手洗いをするのだが、日曜日だったために利用者も多い。とうとう滞在した約2時間は、ただ歩き続けてトイレ巡りだけをして終了した。それでも私たちは、紗矢に付き合う他になすすべはなかった。

濡れたお札

時々バッグや財布をジャバジャバと洗う。

バッグは、まるでバケツなのかと見紛うほど水が入っていたこともある。

財布を洗った場合、中に入っているお札まで濡れる。紗矢はある時の買い物で全体がしっとりと濡れた千円札を差し出した。店員さんは少し目を見開いて、そのお札を親指と人差し指でつまんでレジスターにゆっくりと入れた。

その日以来、私は千円札を何枚か用意して、紗矢がお札を濡らした場合は交換をしてやり、その濡れたお札は車のダッシュボードに並べて乾かすようにした。数時間でお札はパリパリヨレヨレになっているがすっかり乾いている。不思議なことに、紙幣でも小銭でも、なぜかお金だけは誰が触っていても汚染物とはならないらしい。

リュックサックと財布

ある時、リュックサックと財布の汚れが気になり、何度洗っても汚れは落ちないと言う。新品でないとダメだと言うのでそれらを買ったのだが、まだ使わないうちに「汚れたのでまた新しいのを買ってほしい」と言う。さすがに1カ月間に二つも買えないと叱ると、紗矢は自分のお小遣いで買った。その翌月は買ってやり、1週間後は紗矢が再びお小遣いで買うということを繰り返し、2〜3カ月のうちにリュクサックと財布をそれぞれ5回買い直した。

いつもそれらは、しまむらで買う。紗矢が商品を持って行きレジカウンターに置いたら少し離れて、代わりに私が近づき会計を済ませ、「すぐ使うので値札を外してください」とお願いしてすかさず紗矢と入れ替わる、そして紗矢がその商品を受け取るという手順だ。買った物が汚れないように細心の注意が必要だからだ。かといって、紗矢にお金を渡すことは極力避けたい。

なんとなく所作が不自然な私たち二人は店員さんの印象に残りやすい気がするので、同じ店を何度も利用することはやめた。カーナビをセットして県内に何店舗もあるしまむらへ、次々と訪れた。

まだ使っていないのに汚れたとされたリュックサックや財布は「全部ちゃんと捨てて。絶対に」と念を押すので「はいはい」と返事しつつ、こっそり隠しておいて親戚の人にあげたり、セカンドショップ（リサイクルショップ）へ売ったりした。安価な物でも、新品なので捨てるのはさすがに気が引ける。セカンドショップでの買い取り価格は、３０００円ほどで買ったリュックサックが150円、１０００円で買った財布が50円だった。

ＣＤやリュックサックを、買っては捨てる。もちろん、もったいない。いつも「もったいない！」と叱っていたが、それが新品であっても、紗矢にとっては汚れて使えないのだから何の価値もないのだ。

誰かが「お金を捨てているのと同じだ」と言ったが、紗矢はお金そのものを捨てているのではなく、商品を買うという消費活動はしている。ほんの少し経済を回し、社会参加しているからそれでいいと思うようにした。

ご自宅用ですか？

ある日、雑貨屋へ行った紗矢は気に入ったピアスを見つけたので、買おうとレジへ持って行った。

すると店員が「ご自宅用ですか？」と紗矢に訊いた。

――いつ頃からなのだろうか、店員がこんな変なお決まりのセリフを言うようになったのは……。

紗矢は一瞬考え、焦った表情で「え？　家でしか使えない？　出かけるときに使うのはダメなんですか？」と、その店員に詰め寄っている。

その店員は、すでに不機嫌そうな表情をして返事をしない。

慌てて私が「プレゼント用じゃないのですか？ってこと。自分が使うのか？っていう意味」と説明して、紗矢はその場では一応納得したのだが、その後も何度か、「あの店員さんが怒ってきそうで怖い」などとパニックになった。

「あの人はお母さんの友達だから大丈夫。怒ってないって言ってたよ」

「お母さん、あの店員さんと一緒に警察へ行って確認した？」

「警察は関係ない」

「関係ある！　警察もいいって言ってた？　6点セットしないって言ってた？」

「うん、しないって！」

「ほんとう？」

「本当」

「ぜったい？」

「絶対」

お決まりの会話を何度も繰り返すのだった。

――「ご自宅用ですか？」のセリフは一体何なんだろう？　家の中で使うことが確かな日用品ならばともかく、アクセサリーについてはなんだか不自然だ。「プレゼント用のラッピングが必要ですか？」と訊くのでいいではないか。

ともかく、紗矢が会計をしている間は、いつでもどこでも私は少し離れた場所で隠れて店員とのやりとりに耳を澄ませる。それは、何か困ったことが起きても対処できるようにとの理由からだ。商品が汚染されるので離れた場所で、紗矢に気づかれないのが鉄則だ。意識して使っていれば機能は向上するのか、私の耳は地獄耳だ。

星、ハート、スマイル

紗矢は「何か」の物を買うときに、その「何か」について、過去に誰かと話した体験を思い出して、その話した相手にその「何か」を買ってもいいと許可を取ってあるのかが気になる。これはややこしい話で、説明しがたい。

「そんなことは気にしなくても構わないよ。買いたいものは自由に買ってもいいから」と説明しても、紗矢は「それはダメだよ」と言う。

「じゃあ買わなければいい！」とイライラする私。

「嫌、どうしても欲しいもん！」と曲げず、「買うことを、その人に許可をもらったって、私は言ってた？」となおも訊いてくる。

「……うん、言ってた」

「ほんとう？」

「本当」

「ぜったい？」

「絶対」

「じゃあ買う」

紗矢はそう言って買っても、結局気になって数日後には捨てるのだ。

「何か」の言葉を使うときも同じだ。紗矢はその「何か」の言葉を使うときに、過去に誰かと話した体験を思い出して、その話した相手にその「何か」の言葉を使ってもいいと許可を取ってあるのかが気になる。

「星」「ハート」「スマイル」――この3種類のマークのプリント生地、あるいはワンポイントが付いているものは絶対に買わない。そのマークを見落としてうっかり買ったとして、後でそれを見つけると、それがどんなに小さなマークだったとしても捨ててしまう。なぜかというと、過去に誰かと「星」「ハート」「スマイル」について、話したことがあるからだった。

お召し上がりですか？

紗矢は食べることが大好きだ。出かけるとスシロー、クレープ屋、サーティワンアイスクリーム、マクドナルド、ミスタードーナツなどに立ち寄る。

ある日のお出かけ、昼ごはんはドーナツにすると紗矢が言うので、ミスタードーナツへ行った。紗矢は白いぽっちゃりとした左手にトレーを右手はトングを摑《つか》んで、並んでいるドーナツを選んではトレーに入れることを何度か繰り返し、レジへ行く。そっと私が数えてみると、全部で11個あった。

店員さんが「こちらでお召し上がりですか？　お持ち帰りですか？」と問う。

紗矢は不愛想に一言「いま食べます」とだけ答える。

「はい」と店員さんはにこやかに応じて、11個のドーナツを箱詰めにしてそれをトレーに載せてくれる。いま店内で食べるといっても何個かは持ち帰るだろうと、店員さんは気をきかせて箱に入れてくれたのだろう。

紗矢はドーナツの箱を載せたトレーを持って席に着く。座るやいなや、次々と食べる。急いで食べる。途中で私にエンゼルクリームを1個くれたが、とうとう10個食べた。以前の、バナナ6本、あるいはペヤング4人前に並ぶ快挙だった。

紗矢にありがちな日常とＩＱ

紗矢は、人の話に平気で割り込んでくる。そして、大抵いつも大きな声で喋り通しだ。自分の興味のあることばかり、とりとめのない話は延々と続く。おまけに、こちらの話は最後まで聞かずに途中でかぶせてくる。家でも車の中でものべつまくなしだ。非常に耳障りで、こちらは「もう、うるさい、しつこい！」と何度も大声を出すようになる。また「気になること」がある場合は、ほぼ毎日同じ話が繰り返される。

紗矢は、スーパーの買い物で、周りの人や物に注意を払うことができない。自己中心的に買い物カートをどんどん押していく。紗矢のそばで「ゆっくり、気をつけて」と声をかけるのだが、紗矢は意に介さず、棚の商品を落とすことは頻繁だ。そして、床に落とした商品は汚れが気になって触れないので、片づけるのはいつも私だ。

紗矢は整理整頓が苦手だ。紗矢の部屋にある丸い小さな机の上の化粧道具も、スチールラックの衣類、小物、下着もゴチャゴチャになっている。——なぜか、ＣＤだけはきれいに積み上げられているのだが。

紗矢は、車の助手席に乗り降りする時にドアを乱暴に開閉する。——私は、駐車場に車を止める際は必ず左隣に車がない場所を選ぶ。よほど空きがない場合を除いては——。

紗矢の周りにあるものは故障しやすい。

部屋のドアは特に不必要な開閉も多いので蝶番《ちょうつがい》やドアノブが壊れる。

シャワーヘッドは使用後にタイルに叩きつけるように投げるので、幾度も交換が必要になる。

洗面所の蛇口は使う頻度が多いこともあり、長持ちしない。洗面台の合板性の扉は、水で濡れてブヨブヨになった。

階段を上がるときは重い体重をかけて手すりを摑むので、取り付けてある金具が劣化して壊れる。

紗矢の過ごすリビングに続く和室の畳もすぐに傷む。

手先が不器用なので化粧は上達しない。机上や床あるいは化粧道具自体も、マスカラの黒やファンデーションのベージュ、あるいはチークやグロスの赤で汚れている。不潔恐怖と一般的なきれい好きは全く違うようだ。

お小遣いの使い方には、まったく計画性がない。その日に持っているお金は少々の小銭しか残らないほどすべて使ってしまう。

そして1万円以上を持つと、単純に「たくさん買える」と思い込んでしまう。ブックオフで、カゴに何枚ものCDやDVDを入れて、いざ会計をするとレジスターに表示された合計額にびっくりして、「これとこれは返します」といったやりとりは数知れず。それを見かねて「まずお母さんの所へ持ってきて。先に計算してあげるから」と話すと、以後はそうするようになった。

お小遣いを一週間分ずつ渡すことを提案しても紗矢は絶対に譲らない。言い争うと疲れるばかりだ。

今まで3回IQを測定している。1999年10歳の時に国立肥前療養所でIQ63、2002年13歳の時に吉永クリニックでIQ43、2009年19歳の時に大学病院でIQ48との結果だった。

猫のボン

戦後70年の節目、外国人観光客が激増し、訪日中国人旅行客による家電やブランド品の爆買いがニュースになっていた2015年。

8月のある日、紗矢がいつも座っている和室の床の下から「ミューミュー」と猫の鳴き声が聞こえてきた。その寂しそうで必死な鳴き声は車庫でも聞こえた。かわいいトラの子猫だ。煮干しで餌付《えづ》けをして、猫派の私は勝手にうちで飼うことに決めた。後日、子猫を動物病院へ連れて行くと、獣医さんがオスだと言う。お盆にやって来たこともあり夫が「ボン」と名付けた。

紗矢は抱っこしたり、おやつや餌《えさ》をやったり、おもちゃで遊ばせたりして、ボンを大切にして本当に楽しそうだった。買い物に出かけると必ずペットショップへ立ち寄り、餌やおもちゃをあれこれと買ったり、ケージに入って売られているアメリカンショートヘアを見て「ボンちゃんに似てる」と笑ったりした。そして何よりも癒やされた。ボンと過ごした間は、紗矢の強迫症状は軽減していたように思う――アニマルセラピーとはこういうものなのか？　しかし、そんな楽しいボンとの生活は長くは続かなかった。

ある日、紗矢はボンとお留守番をしていた。私が帰宅すると紗矢がしょんぼりと気まずそうに「ボンちゃんを洗った……」と言う。どうしても汚れが気になって、爪を立てて嫌がるボンを「ごめんねごめんね」と謝りながら台所のシンクでジャージャーと洗ったとのことだ。元来、猫は水が苦手らしい。おまけに夫は猫アレルギーだったらしく、くしゃみと鼻水が止まらなくなった。仕方なく1カ月後の9月にボンを知人に譲り渡した。

犬のマット

次は犬の話だ。

２０１８年、隣の家が犬を飼い始めたらしい。隣家の前を通るとケージに入った子犬がワンワンと尻尾を振っている。柴犬とシベリアンハスキーの雑種とのことだが、見た感じは目だけが唯一シベリアンハスキーらしくオッドアイで、名前はマット。雄犬だ。

やっぱり動物は癒やされる。お隣さんにマットを借りたいとお願いすると、「どうぞ、どうぞ」と快諾。紗矢は午後になると「マットちゃん、早く借りてきて」と私に要求した。

――我が家では以前、犬を飼っていたことがあった。紗矢が小学1年生になったばかりの頃、夫が子犬を拾って帰ってきたのだ。子供たちは大喜びし、「エス」と名前を付けてかわいがった。とても温厚な雑種犬の雌犬だったが、紗矢が17歳の時に死んでしまったのだった――。

そうして隣家の飼い犬のマットと共に時間を過ごすようになった。マットを週に2〜3回ほど、約2時間借りた。マットは若くて力が強いので、散歩は私がさせた。紗矢は頭や腹を撫《な》でたり、庭で遊ばせ「マットちゃん、ジャンプ」と、ご褒美におやつをあげたりして楽しそうだった。少々認知症の隣のおじいちゃんも一緒にやって来て、縁側へ座り三人で話したりもした。そんな時、マットは丸くなってウトウトしていた。ほのぼのとした穏やかな時間だった。

そしてまた、買い物に出かけるとペットショップへ立ち寄るようになり、犬のおやつやおもちゃを買ったり、売られている柴犬を見て「マットちゃんに似てる」と笑ったりした。やはりボンと同様マットもアニマルセラピーになっていたようで、強迫症状もまずまずの調子だったので、私は勝手に定期薬からゾテピンを抜いたりした。しかし、そんな生活はいつまでも続かなかった。

1年後、2019年の4月のある日の午後、いつものように隣家からマットを借りて遊ばせていた。マットは庭で丸くなって休んでいた。紗矢は大抵いつも黒い服を着ているのだが、その日は珍しく赤い服を着ていた。紗矢は手の汚れが気になりいったん家の中へ入って手を洗ってから再び庭へ出てきた。そして、休んでいるマットに近寄り、頭を撫でた。その時マットはいつになく「ヴー」と低く唸《うな》った。紗矢が慌てて離れるより速く飛びかかり、左上腕をガブリと咬《か》んだ。紗矢は「痛い！」と叫んで逃げたが、マットはまだ「ヴー……」と唸っている。すぐさまマットをお隣へ返して、紗矢の腕を確認すると、出血して傷の縫合が必要に見えたので、近所の外科医院を受診した。その外科医が言うには、犬に咬まれた傷は原則縫合してはいけないらしく開放創のまま治すらしい。しばらく通院して治ったものの、傷跡になっている。それ以来、マットには近づいていない。どうやら紗矢は動物の扱いに関しても不器用なようだ。

家族旅行

この7年間、紗矢と夫と三人で旅行にも行った。ばあちゃん（姑）は絶対的汚染物質とされているので紗矢と一緒の車に乗れず、いつもお留守番だ。紗矢のことで周囲に迷惑をかける数々の懸念があるため、公共交通機関は使えない。夫の運転する白いクラウンに乗って行く。紗矢は助手席の後部座席にどっかりと座り、その隣の座席にはＣＤがたくさん入ったいつものバッグが置かれている。移動中はずっとポータブルＣＤプレイヤーで好きな音楽をイヤホンで聴いている。

紗矢は走っている車の中が好きだ。観光地に着いても、「車で待っている」と言って降りてこない。車に紗矢を一人残しておくのが心配なので、どうにか説得して連れ出すのだが、平地でも少し歩くと「ハァハァ」と息苦しそうにする。ワンピースを着ていると、股ずれを起こし「痛い痛い」とうるさい。私がゆっくりと堪能したい歴史的建造物や景色には全く興味がなく、興味があるのは食べ物だけだ。そしてアイスクリームなどのスイーツを食べすぎて、おなかを壊してしまうが、簡単にトイレは見つからない。

年に1回しか旅行に行かないので、せっかくだからちょっといいホテルにしてもらう。朝食は紗矢の好きなバイキング方式だ。紗矢は栄養バランスなど全く気にもしないで、大好きな卵とパンにまっしぐらだ。いつかの旅行の朝食では、平たい大きな皿にスクランブルエッグだけを大量に入れて来た。フォークが皿にぶつかるカンカンカンという激しい音を立てながら、それを口にかき込む。目の前にあるもう一皿にはパンが山のように盛られている。まるで漫画だなあと呆《あき》れ返る。周囲の目も気になる。こちらが注意することには全く聞く耳を持たないのはいつものことだ。それ以降は、少々高くついてもルームサービスを頼んだり、あらかじめ買って持ち込んだりすることにした。

２０１８年秋に三人で広島と岡山へ２泊３日の旅行をした。まだ紗矢が眠る早朝に夫と二人、広島の平和公園周辺を２時間ほど散歩した。翌日も同様に岡山の後楽園を散歩した。古《いにしえ》の人に想いをはせる時、私たちは今を生きてはいるが、やがてこの身も朽ちてしまうのだということを痛切に感じる。そしてそれは、もしかしたら広島の原爆のように、不意に、一瞬にやってくるのかもしれない。紗矢の病気のことなど、ちっぽけなことだ。

——紗矢が不調になったこともあり、また新型コロナウイルスの流行もあり、これが三人で行く最後の旅行となっている。

２０１９年　30歳

亜矢の引っ越し

皇太子徳仁《なるひと》親王が天皇に即位し、元号が令和に変わった２０１９年。

離婚した長女（亜矢）が小学４年生になる孫娘（亜矢の一人娘）を連れて戻り私たちと同居することになった。そのことを紗矢にいつ伝えればいいのだろうかと考えていた。

いよいよ亜矢母娘二人の引っ越しが1カ月後に迫った7月のある日、ショッピングセンターの駐車場でそのことを紗矢に告げた――その後、8月に予定どおり同居することになる――。

紗矢は「ええー！」と、もう軽いパニックになった。その瞬間から自分自身の周りの物が汚染されていくような、強い恐怖感が迫ってきたようだった。

「毎週月曜日、外出する時に、二人は2階から降りてこずに待ってくれる？」と必死に訊《き》いてくる。

「仕事や学校に行くから大丈夫。もし家にいても待ってくれる。頼んであげる」とこっちも必死だ。

「二人も買い物に行くだろうから、そうしたらその店が汚れてしまう。私はもう行けなくなる。どうしよう！」と、紗矢は泣きそうな顔をして両手で頬を押さえている。

「今までにだって紗矢が行っている店には何度も二人は行ったことあるよ」

「終わったことはもういい！　困った、どうしようどうしよう！」さらに「ブックオフにCDを売ったりされたら困る！」と紗矢が頭を抱える。

「売らないように言ってあげるから」と私がなだめる。

その後も「困った、困った、もう死にたい」と言いだし、不眠でオールナイトだった。

7年ぶりの入院

紗矢は入院は絶対に嫌だと7年間言い続けていたのに、「こんな気持ちが治まるまで入院した方がいいのかも？」と言いだした。

7月26日に受診して相談すると、北川先生も「そうだね。入院した方がいいね」と判断。あっさりと、1カ月の予定でその日に入院となった。

月丘病院の急性期病棟に入院、保護室に入る。システムが変更されたらしく、入院すると担当は40代の男性医師、村井《むらい》先生（仮名）となった。

前もそうだったが、入院すると、入院の元々の理由であった「汚れ」のことよりも、他の患者さんやスタッフとの関わりから「気になること」ができて強迫観念が強くなってくる。電話で、「気になること」を何件も私に相談してくる。

例えばある男性患者が、紗矢のTシャツを見て「お気に入りですか？」と訊いてきたらしい。その時に紗矢は「ううん、違う」と返答してしまったので、「お気に入りです」と言い直しをしてほしいと言う。

「そんなこと気にしなくていい！」と助言したところで納得するはずはない。「わかった、言い直しておくね」と返答し、翌日の電話の時に「ちゃんと言ったから」と伝える。

「ほんとう？」

「本当」

「ぜったい？」

「絶対」

またある時は、紗矢が病室の戸を叩いて、誰かに「うるさい」と言われたらしい。「怒ってこないかな？　怒らないって言ってた？　確認してくれた？」など……。

そのたびに「それは確認してある。大丈夫」と返答する。

「ほんとう？」

「本当！」

「ぜったい？」

「絶対」

他にもほんの少し誰かと会話をするだけで、どんどん「気になること」ができた。もう翌日の電話まで待てない。「今すぐ確認して」と言う。

「あー……その件ならさっき看護師さんが確認してくれたよ」などと、私は安心させるために嘘《うそ》ばっかりだ。

8月2日に自宅に外泊してみたのだが、紗矢は「胸が苦しい、誰にということはないけど、殺されそうで怖い、やっぱり死にたい。鍵のかかる部屋で寝たい」と不安を訴える。仕方なく当日の24時に帰院した。

8月8日に保護室を退室したが、その後はお気に入りの男性看護師の長越《ながこし》さん（仮名）を追いかけたり、あるいはナースステーションのカウンターへ張り付いたりでスタッフにたびたび注意されていた。

8月9日には村井先生に「長越さんに近づかないように」と注意を受け、「死にたいと言っている間は退院できません」との説明があり、当日も自宅外泊を試みたものの、「家では眠れない」と、やはり23時に帰院する。

入院後、レボメプロマジンは今までよりも少ない25㎎錠を一日に3回処方されていたが、この7年間は、多い時で一日に300㎎を使っていたことを話すと、村井先生に「お母さん！　それはめちゃくちゃな使い方ですよ！　突然死しますよ」と厳しい表情で叱られた。娘を殺そうと画策し毒を盛っていたと思われても仕方のない状況だったのか？　職業が看護師だと知られたら、故意はもっと確実視されたのかもしれない。その後、25㎎錠を一日3回では効果がないことがわかったらしく、50㎎錠を一日4回の処方となった。

8月17日に「気になること」ができ、看護師が話を聴いてくれたらしいが納得できず「死に行く」とパニックになりベッド柵を投げて壁に穴が開いたので、再び保護室へ。

「胸の真ん中が苦しい」という訴えがあったので、村井先生から胃カメラの提案があったが、大変なばかりなのでやめてもらった。おそらく、いや絶対に、胃は悪くない。

9月2日に「退院支援会議」という会議に呼ばれた。月丘病院で初めて会議にわざわざ呼んでくださったので、どんなありがたい話があるのかと期待したのだが、結果、入院期間はあと1カ月延長ということになった、というそれだけのことだった。紗矢と私たち家族が何に困り、今後はどうやって生きていくのか、などをテーマにしてくれるスタッフは誰もいなかった。

その後は徐々に「死にたい」という気持ちも和らぎ、3泊4日の自宅外泊後9月11日に退院となった。退院時の処方は、一日量として、バルプロ酸ナトリウム800mg、クエチアピン600mg、パロキセチンは40mgに減量、ビペリデン4mg、ゾテピンは50mgに減量、クロナゼパム0・5mgとロラゼパム1・5mgが新たに追加、睡眠薬はニトラゼパム10mg、頓服はレボメプロマジン50mg錠の適宜使用。

家を洗う

退院すると「汚れ」の強迫観念が優位になる。シャワーや着替えも多く、洗面所の床や部屋を水浸しにする上に、亜矢母娘が同居するようになったことも原因なのか、9月〜10月は玄関、車庫、外壁、塀、ポスト、庭、勝手口などをホースで洗浄することにこだわった。郵便物はびしょ濡れになる。屋外はまだしも、玄関は困った。その都度、夫と叱るようになった。するとなぜか「警察へ行く」と言い「死にに行く！」と泣き叫ぶのであった。

そしてまた、理由もなく叫びたくなり、口を大きく開けて力の限り叫ぶ。しかも、重宝していたあの壺《つぼ》（叫びの壺）は汚れているから絶対に使えないという。紗矢には近づいてはいけないので、口をタオルで塞ぐこともできない。昼間でもまた雨戸を閉める。

11月に入ると寒くなってきたせいか、ホースでの洗浄はなくなり、「気になること」の強迫観念が優位になってきた。カウンセリングでの会話や、以前に参加していた吉永クリニックのデイケアでの会話などを思い出し、私を相手に5時間も6時間も繰り返し言い続けるのだ。

私が家事などでちょっとその場を離れれば、「お母さーん、お母さーん」と私が戻ってくるまで呼ぶ。そしてまた「殺されそうで怖い、殺される前に死にに行く！」と言うので、レボメプロマジンを飲ませる。村井先生に注意されたように突然死の恐れがあるのかもしれないが、他にどんな手立てがあるというのか。誰か教えてほしかった。頼りになるのはレボメプロマジンだけだった。こんな状況なので本人も入院を希望したが、退院して3カ月経たなければ入院はできないと説明を受けた。

再び入院

12月9日にやっと3カ月が経ったので入院させてもらえた。入院するとやはり主治医は村井先生だ。今回の紗矢の主訴は「叫び」。とにかく声が出る。

紗矢に電話をすると「毎日叫んでいる」という。面会に行くと、村井先生が紗矢に「他の患者さんがびっくりしているので、ゴミ箱を持ってその中に向かって叫んでください」と言うが、汚染恐怖でそんなことはできるはずもない。シャワー室の消灯ができないことをナースに叱られイライラ、次々に発生する「気になること」も確認できず、確認できてもまた気になりイライラ、「もう死んだ方がいいよね！」と大泣き。

12月25日に自分で自分の首を絞める行為があったので、保護室入室となった。何にも変わらない。むしろどんどん悪くなる。

「気になること」の確認について、今までも何度か、「今までの確認は全部、嘘。お母さんは誰にも一度も確認したことない。けど、何も困ったことは起きていないでしょ？　大丈夫」と伝えたことがあった。

紗矢もその時は「へえ、まあそうだろうな」と一旦は納得するのだが、2～3日経つと「やっぱり困る。本当は確認してくれてるよね？」としつこい。

そういう時、私は仕方なく「……確認できてる」と言う。

「ほんとう？」

「本当！」

「ぜったい？」

「絶対」

お互い真剣だ。

２０２０年　31歳

ピンクの髪

新型コロナウイルスが世界的に流行し、東京オリンピックが翌年に延期された２０２０年。紗矢は入院中のまま新年を迎えた。

叫ぶのはゼロにはならなかったが徐々に回数も減ってきたので、自宅への外泊を繰り返して、２月11日に退院した。退院時の処方は、一日量として、バルプロ酸ナトリウム800mg、クエチアピン600mg、パロキセチンは５mgに減量、ビペリデン４mg、ゾテピン50mg、クロナゼパム０・５mgとロラゼパム１・５mg、睡眠薬はニトラゼパム10mg、頓服はレボメプロマジン50mg錠とガバペンチン200mg錠の併用となり、適宜使用。

退院したものの、入院中に確認を何度も繰り返したがどうしても解決しない「気になること」ができてしまった。それは、ある女性患者と話したことだという。

紗矢が「髪の毛を染めたことはある？」とその女性患者に訊《き》いた。

「昔、茶色にしたことはある」とその女性は答えた。

「ピンク色にはしないの?」と紗矢。

「今デイケアに行っているので、叱られるかもしれないので髪は染めない」とその女性。

万が一叱られるとしてもその女性であって紗矢ではないはずだが、この言葉がまずかった。

「叱られる」はNGワードだ。

中学2年生の時に、「お風呂で見たピンク色の髪の幻視」と何か関係があるのかどうかわからないが、このピンクの髪の件については、解決に要する時間が今までで一番長かった。以後約10カ月間、この件について繰り返し言い続け、パニックを何度も起こした。

退院後、「ピンクの髪」の件について一日約10時間話し続ける。ずっと聴いてやらねばならない。それでも結局パニックになる。足をバンバンと踏み鳴らして、両手で耳を塞ぎ「わあーー!」と、5秒ほど叫ぶ。2階で寝ていた姑《しゅうとめ》がびっくりして起きてきたが、何の助けにもならない。ガバペンチンは効かない。レボメプロマジンをいつものように何錠か使って1時半頃にやっと眠るが、明くる日も、また話は最初から始まり約10時間。「殺されそう。叫びそう」とパニックだ。

予約せずに、北川先生が外来担当日の2月17日に受診するが、メガネの年配の受付嬢に「予約なしで来ないように」と注意を受けた。結局その日、予約なしでも診てくれた北川先生に、夜間が困ることを訴えると「夜間不調なら救急病院へ行ってください。できるだけ夜は頑張って、昼に受診に来て」と言う。もちろん退院してからまだ3カ月経過していないので入院はさせてもらえない。つまり、受診してもあまり意味はないということだ。それはわかっていても、家でじっとしていられなかった。

どうにか夜は眠ってほしくて、昼間に東西南北、あちらこちら毎日のようにドライブして、甘いものを食べさせた。ドライブ中は気が紛れているようだが、帰ってくると相変わらずパニックになる。ガバペンチンとレボメプロマジンだ。この子は私の子供であり、行く所はどこにもない、頑張らないといけないのだと自分に言い聞かせた。

その頃、新型コロナウイルス感染症が流行との報道が始まり、3月にタレントの志村けんさんが亡くなった。この頃私は、パート勤務を休職した。

唯一無二

3月2日の夜にパニックを起こし、翌日の3日は起床時からパニック状態なので、受診した。北川先生は不在で、初めて診てもらった40代の男性医師が、退院後3カ月経っていなくても療養病棟なら入院してもよいというのでそうさせてもらった。新型コロナの影響で面会はできなくなっていた。療養病棟は担当が北川先生だったのだが、スタッフも少なめで規則も厳しいとの説明があった。

しかし、予想どおり、他の患者さんとの関わりで「気になること」が次々にできた。相手に確認して紗矢の納得する返答が得られたら治まるのだが、ある時、相手に「怒るよっ！」と言い返され、興奮して隔離されて、2回マットレスに穴を開けた。

北川先生から連絡があり、自宅外泊からとのことではあったが「退院してください」とにべもなく言われた。頭が真っ白になったが、仕方がない。そこで質問をしてみた。

「うちの子みたいなケースはどうされているのですか？」

「う～ん……それが、いないんですよね～」

北川先生は困った様子で、絞り出すような声で言った。

仕方なく、3月16日に退院した。療養病棟はおとなしく過ごせる患者のみが入院できる場所で、やはり、紗矢は入院するなら保護室が備わった病棟でないと無理だということらしい。

迎えに行った私に、あれこれと気になることを矢継ぎ早に確認してくる紗矢に「何もかも確認してあるから、大丈夫、大丈夫!!」と、怒鳴りつけるように返答しつつ、駐車場まで足早に歩いた。もうどうにでもなれと自棄《やけ》になり、荒々しく荷物を放り込むと、車のドアを思い切り閉めて、紗矢を乗せたスイフトを一気に加速させた。

病状が悪くてどうしようもないからこそ入院させてもらったのに、病院でも無理だと言われて退院させられた。健康保険料は滞納することなくちゃんと払い続けているし、自らの意思と選択のもとに最善の医療を受ける患者の権利というものがあるのではないのか？などと、矛盾や怒りを感じるが、病院にも限界があるのだろうと納得せざるを得ない。3月16日退院時の処方は、一日量として、バルプロ酸ナトリウム800㎎、クエチアピン600㎎、パロキセチンは12・5㎎に増量、ビペリデン4㎎、ゾテピン50㎎、クロナゼパム0・5㎎、ロラゼパム1・5㎎、睡眠薬はニトラゼパム10㎎、頓服はレボメプロマジン50㎎錠とリスペリドン1㎎の適宜使用。

その後通院中に、パロキセチンは6月末には50㎎まで増量される。

浜松医科大学

私は紗矢にかかりきりですっかり疲れていたのだが、何か少しでも良くなる手立てはないものかとスマホでインターネット検索ばかりをしていた。その中で静岡県の浜松医科大学医学部附属病院脳外科医の治験「重症難治性強迫性障害に対する脳深部電気刺激療法」というのを見つけた。早速その大学に電話で問い合わせてみた。

研究者本人であるらしいその医師は病状を聞いて受け付けてくれた。心が浮き立った。受診の日程まで決まり、ホテルも予約した。

ところが、予定の6月になり、念のため受診3日前に確認の電話を入れてみると、他に申込者が誰もいなかったので中止になったとの返答であった。それならばなぜ連絡をくれなかったのかと私は憤慨したが、事務方は謝罪するばかりだった。諦めきれない私は今後の予定はどうなのかと問い詰めた。そして、しばらく待たされ、電話口に出てきた精神科医に「今後一切そのような予定はありません」ときっぱりと言い切られた。真っ暗闇の中に差していたほんの僅かな一条の光は消えてしまった。

廃人

その後も症状に変わりはなく、「死にたい気持ち」があるからと、9月17日から10月27日まで月丘病院急性期病棟へ再び入院した。入院後、数日経ってから紗矢に聞いた話では、前々回の入院時に気になった「ピンクの髪」の件のことを確認しようと思って入院したが、その女性患者はいなかった。

配膳された食事をそのまま投げる。ベッド柵を投げる。トイレットペーパーでトイレを詰まらせる。ベッドのマットレスの破壊は2回。保護室を退室しても、お気に入りの男性看護師の長越さんを追いかけまわして、注意を受けパニックになり、床に大の字になってバタバタ暴れるのでシーツに乗せられ数人のスタッフに引きずられて再び保護室へ。そんな繰り返しばかりで日々は過ぎ去った。

ホールでCDを聴いてもいいのは20時までだったのだが、40代の女性看護師内田《うちだ》さん（仮名）が夜勤の時は「他の部屋を巡視に行って最後に紗矢ちゃんの所へ帰ってくるから、それまでは聴いていてもいいよ」と実質21時までホールで自由にさせてくれるという。やはり、伊東さんとの廊下散歩の時と同様で、そんな時は紗矢は素直になるのだった。「内田さんはいつ話しかけても、他の患者さんと分け隔てなくちゃんと真剣に話を聴いてくれた」と紗矢は言う。この入院が月丘病院での最後の入院となった。

10月27日退院時の処方は、一日量として、バルプロ酸ナトリウムは1000㎎に増量、クエチアピンから変更されてリスペリドン2㎎、パロキセチンは37・5㎎に減量、ビペリデン4㎎、ゾテピン50㎎、クロナゼパム0・5㎎、ロラゼパム1・5㎎、ジアゼパム10㎎が新たに追加、睡眠薬はニトラゼパム10㎎に新たにスボレキサント15㎎が新たに追加、頓服はトピラマート100㎎錠に変更。

この処方内容を見るだけでいかに紗矢の病状が悪かったのかがわかる。

またパロキセチンに関して、北川先生――主治医であり、外来と3月に入院した病棟で担当だった――は50㎎処方の考えだが、急性期病棟担当の村井先生はできるだけ減らすか中止したいという方針が伝わってくる。

その後も生活は同じで、「ピンクの髪」の件で、毎日のように、「気になる！　気になる！」と言い続けて、パニックになった。紗矢は、「汚れも気になってあれこれ掃除しなきゃならない。なんで生きているのかわからない」「殺して」「死にに行きたい」などと口走り、泣くことが多くなった。頓服はトピラマートに変更になっていたのだが、それだけでは効果がない時は、家に残っていたレボメプロマジン50㎎錠を一日に1錠あるいは2錠追加した。

レボメプロマジンの使用量は今までに比較して少ないにもかかわらず、定期薬の影響で鎮静作用が過ぎたらしく、紗矢は11月に入り2週間の間に三度もの失禁をした。

リビングに続く和室で、風呂に入らず着替えもせず便失禁をして毛布にくるまり眠る紗矢を見て、ああもうこの子は廃人同様だと途方に暮れた。

澤田医師との出会い

再び私は新たな治療法を求めてインターネット検索を始めた。強迫症とうつ病治療は同じ薬を使うということは聞いていたが、うつ病にｒＴＭＳ（反復経頭蓋磁気刺激）療法という治療方法があることを見つけた。そして、その治療方法は中四国では唯一、徳島県鳴門《なると》市にある鳴門シーガル病院が導入しているというではないか。早速電話を入れた。ｒＴＭＳの担当だという澤田《さわだ》医師が対応してくださり、とりあえず診察に来るようにと言ってくださった。

11月26日、紗矢を乗せて、意気揚々とスイフトを走らせた。徳島県の北東端に位置する徳島県では2番目に面積が広い島田島《しまだじま》という島にその病院はあった。鳴門北インターから10分ほどで堂浦《どうのうら》漁港に着く。そこから、病院へ行く専用の船があり、3分弱で到着する。この病院へは船でしか行くことができないらしい。

不安な思いで、薄暗い外来の待合室にあるソファに座り待っていると、澤田先生が公認心理師の阿部《あべ》さんを伴ってやって来た。澤田先生は私と同年代の優しそうなベテラン医師の印象。阿部さんも同席の上、初診診察は時間をかけてくださった。今までは一括りにされがちだった「汚れ」に関しても「どのように汚れて見えるの？　何か見えるの？」など、具体的に聴いてくださった。昭和の男性医師に見られがちな傲慢さは全く感じられず、話しやすく、そしてフットワークの軽そうな先生だと感じた。

問診の途中、紗矢は何度も澤田先生の質問内容が気になり、聞き返した。私が間に入って簡単な言葉に修正し直したりもした。そしていよいよ、肝心のｒＴＭＳの話になった。強迫症（強迫性障害）へのｒＴＭＳ治療はアメリカでは有効性のある治療としてＦＤＡ（米国食品医薬品局）では承認されている。日本では今のところ保険適用がないことはインターネットで調べて情報は入手していた。医療保険を使わずに自費でならやってもらえるだろう。紗矢が二十歳からもらっている障害年金はある程度貯金してある。足りなければ、どうにかしてお金は工面するつもりだった。私は、澤田先生に必死に訴えた。

「先生、この子が強迫症になってから、特にこの15年間はもう本人も家族も大変なんです。どんな薬も効かないし、大学病院の専門医に診てもらっても良くならない。認知行動療法も専門家がいないと言われました。浜松医大の治験にも申し込んだのですが、それも中止になってしまって。もう、この子は廃人同様なんです。なにがなんでも絶対にやっていただきたいのです。強迫症の問題行動でご迷惑をかけないように私が入院に付き添います。それから何か予期せぬことが起こっても絶対に訴えたりはしないのでどうかお願いします、やってください！」

澤田先生は困った顔でしばらく思案していた。

「確かに米国ではこの機器で強迫症の治療が行われている実績があるので、良くなられる可能性はありそうですが……うつ病との診断を下せない現状では保険適用外での施行になるので私の一存ですぐには返答はできません。関係部署と相談する時間を少しください」

そして澤田先生は、その後に強迫症で想定されている回路の説明をしてくれた。それはちょっと難しい内容だった。診察が終わり船に乗って帰るとき、鳴門シーガル病院の方を振り返りながら、心の中で祈った。

（どうかここへもう一度来ることができますように）

数日後、澤田先生から電話があった。

「先日おっしゃった条件を踏まえ、かつ治療費は全額自費でのご負担となりますが、それでよろしければお引き受けいたしましょう。入院の際は12月8日の午後1時10分の船でいらしてください」

（やったー！）

本当に跳び上がるほど嬉《うれ》しかった。

こうして、私が紗矢に付き添うことを条件に入院させてもらえることになった。付き添うことは、もちろんこちらも望むことなので異存はなかった。また、紗矢の場合は保険適用外なので、治療費は全額自費診療での入院となることなどの説明を受け、承諾した。

早速、月丘病院へ出向き、北川先生にｒＴＭＳのことを話した。

「だけど、ｒＴＭＳをやっている病院は全国でも少ないでしょう？」

「徳島県の鳴門シーガル病院でやっているんです。実は、先日診察をしてもらって治療を受けられることになりました」

「そうなの？」と、北川先生は少し驚いた様子だったが、さっそく診療情報提供書を準備してくださった。その後、北川先生は廊下で待っている私たちの所へやって来て、「勉強不足でごめんなさい」と申し訳なさそうに頭を下げた。

私は、「とんでもないです。長い間、お世話になりました。とりあえず、治療を受けてみます」と答えた。紗矢の病気が重症なばかりに、北川先生には迷惑をかけてばかりだった。

待合室のソファで紗矢と並んで会計の呼び出しを待っていると、エレベーターが開いて看護師の内田さんが降りてきた。

「あっ、内田さん！」と紗矢が小さく叫ぶと、内田さんはこちらを向いて、優しい表情で近づいてきた。紗矢が「違う病院へ入院することになった……」と寂しそうに言った。

内田さんはゆっくりと紗矢の前にしゃがみ込み、紗矢の顔を見上げて「そうかそうか、うんうん」と言いながら何度か小さく頷き、少し涙ぐんで、それ以上は言葉が出ないようだった。

私は、紗矢がｒＴＭＳ治療のために別の病院に入院することを内田さんに伝えて、「お世話になりました」と別れを告げた。

rTMS開始

12月8日、「紗矢の病気には決して屈しない、必ず勝つ」と、心の中で宣戦布告をして、鳴門シーガル病院へ予定どおり付き添い入院をした。

紗矢は旅行の時に使うピンク色のキャリーケースを右手でガラガラと引き、左手にはCDを何十枚も入れてあるいつもの黒いバッグを提げている。

病院に着いて玄関まで歩く途中、紗矢は病院の窓を見上げた。すると2階の病室から高齢の女性患者が私たち二人を凝視していた。

紗矢が「あの人が、私に何か言っている。気になる」と不安そうなので、「後で確認しておく」と答えて、少し時間が経ってから「何も言ってないって」と言ってやる。

「ほんとう?」

「本当」

「ぜったい?」

「絶対」

いつものやりとりだ。

二人で新型コロナウイルスのＰＣＲ検査を受けた後、４階の病室へ上がった。バストイレ付き、テレビが置かれたサイドボード、冷蔵庫、ソファベッドがあるオーシャンビューの特別室だ。

紗矢にとって私は汚染物なので、汚染区域が広がらないように気をつけなければと緊張しながらその病室へ入った。紗矢がこの部屋にいられないと言いだしたら元も子もないのだ。

ナースステーションの横の診察室へ呼ばれて、澤田先生から話があった。強迫症の脳がロックされた状態の理論的説明をしてくれた後、ｒＴＭＳについての説明が続いた。

「左の背外側前頭前野《はいがいそくぜんとうぜんや》にコイルを当ててそこに電気信号を発生させます。背外側前頭前野は前部《ぜんぶ》帯状回《たいじょうかい》を介して眼窩部前頭皮質《がんかぶぜんとうひしつ》につながっています。すなわちコイルからの刺激は、帯状回、眼窩部前頭皮質へと波及してそこに影響を与えることができるわけです。それにより強迫症で異常をきたしている眼窩部前頭皮質―帯状回―尾状核《びじょうかく》の回路に信号を干渉させ、うまくいけばその回路に変化を与えることで強迫症の症状を改善できる可能性があるということです」

澤田先生の説明を、私は表情を変えずに一生懸命理解しようとしたが、すぐさま養老孟司氏の提言ではないが「バカの壁」が立ちはだかった。――はっきり言ってわからない。脳は複雑だ。その頃、夫とは、「紗矢の脳みそをなんとかできるものなら、何でもいいから、なんなりと、とにかく一刻も早く何かをしてほしい」と、真剣に話していた。

12月11日、１回目のｒＴＭＳを受けた。

初めて治療室へ入った日、紗矢は治療のユニットを指さし、澤田先生に「これ、水拭きしてある？」と訊いた。

「拭いています」と先生は返答する。

「先生、ちゃんと手洗った？」と今度は先生の手を見て尋ねる。

「洗いました」と先生。

紗矢は何度も頭を起こして、「ほんとうに？」などと、刺激部位や刺激の強さを決める作業に真剣に取り組んでいる先生の仕事を中断させる。

先生は紗矢の体にはできるだけ近づかないように細心の注意を払いながら、準備をする。そして、開始。一回の治療時間は40分。頭をパンパンと叩かれているような痛みがあるというが、どうにか1回目のrTMSを無事に終えることができて、先生も私もとりあえず安心した。

そして、週に5回、その年末までに14回のrTMSを終えることができた。

そのユニットに座るたびに繰り返される会話。

「水拭きしてある？」

「拭いてます！」

「手洗った？」

「洗いました！」

「ほんとうに？」

「本当です！」

ある日、先生がいつものようにｒＴＭＳの機器を装着させる作業の最中だった。先生は、紗矢が脱いで揃《そろ》えて置いてあるキティちゃんのサンダルを不意に蹴とばしてしまった。焦った先生は、気づかれないようにそーっと元へ戻した。

「先生？　今、私のサンダル蹴った？」と紗矢が頭を起こす。

「蹴っていません！」

「ほんとうに？」

「本当です！」

だんだんと二人の丁々発止の会話も板についてきた。

回路の変化

紗矢は相変わらず「汚れ」を気にして頻回に手洗いやシャワー、キティちゃんのサンダルや靴の洗浄をしたり、私に掃除を強要したりした。あるいは「ピンクの髪」の件を気にして、その相手が「殺しに来る」と怖がった。また、理由もなく毎日叫び続けていた。自宅にいるときと変わらぬ症状のまま時間は過ぎた。私は、できるだけスタッフには迷惑をかけずに、自宅にいるときと同様に私の判断で頓服を使って対処するようにしていた。

ところが、12月17日の夕方、「殺しに来る！　海を泳いで、はしごをかけて上がってくる！」と紗矢が泣き叫んでベッドをバンバンと叩き、「もう死にに行く！」と病室を出ていこうとしたので、私は咄嗟《とっさ》にナースコールを押してしまった。看護師の松坂《まつざか》さん（仮名）と加賀《かが》さん（仮名）がすぐに病室に走り込んで来た。「泳いでやって来るはずはないよ。心配ない、大丈夫、大丈夫」と優しく言ってくれて、紗矢は落ち着きを取り戻した。白衣の天使はここにいたのだ。

この日を境に、私は苦しいときは誰かに頼ってもいいのだと思えるようになった。「重い荷物のどの部分を、いったい誰が持ってくれるというのか？」と自分勝手にいらだって、誰にもその荷物を触らせなかったのは自分自身だったのだ。しかし、頼ることができる誰かの温かな気配がなければ頼ろうとは思えない。ここ、鳴門シーガル病院では、それを確かに感じた。

月丘病院を退院して以降、症状について私は客観的データを取るようになっていた。受診のたびに「調子が悪いです」と訴えるばかりでは、主治医も病状の良し悪しを判断できないのではないかと思うようになったのだ。

次の四つを記録し、グラフに表すようになっていた。

1　「気になること」について私への相談に要する時間
2　「汚れ」を解消しようとする行動に要する時間
3　「叫び」の回数
4　「パニック」の回数

入院2週間後の12月21日、rTMS開始7回目頃から、そのデータに変化が出てきた。

まず、良くなったのが「気になること」についての強迫観念。私を相手に同じことを話したり確認したりするのが、入院するまでの42日間は一日平均4時間、最も長い日は12時間にも及んでいたが、その頃から30分以内と極端に短くなった。

また、あれほど気になっていたNGワード、例えば「逮捕」という言葉を耳にすると「え？ あたし、逮捕される？」などと気にして怖がっていたのだが、あまり気にならなくなったようだった。

それを知った澤田先生は、診察の時に、紗矢がふざけて発した言葉に、「そんなこと言ってたら、警察に怒られて、逮捕されちゃうよ」などと、にやにやしながら、わざとNGワードをトリプルで会話に織り込んでくる。

紗矢は、「えー、そんなはずないよー」と笑い転げながら返している。私はとても恐ろしくて、数多くあるNGワードをこんなにも簡単に使うことはできなかった。

入院してからも何度か言っていた「ピンクの髪」の話も、いつの間にか話さなくなり、10カ月にも及んだその話はやっと完結を迎えたようだった。

「パニック」も入院するまでの42日間で12回、入院してからも10日間で9回だったが、12月19日以降は年内はずっと起こしていない。記録する「パニック」の定義は、次の三つだ。

1　「殺される」あるいは「死にに行く」と泣く

2　物を投げる、あるいは何かを叩く
3　部屋を出て行こうとする

このうち一つでもあれば私の判定では「パニック」判定となる。16歳から、途中5年ほどは休薬期間があったものの、長期にわたり使っていたレボメプロマジンも使わなくなった（のちに少し使うことにはなる）。

「汚れ」を解消しようとする行動に関しても、入院するまでの42日間でそれに要した時間が一日平均1時間20分、最高5時間以上にも及んでいたのが、12回目のrTMSを終えた12月26日から1月4日までの10日間は一日平均50分と短縮された。

そして何よりも、すっかり消えてしまった症状は「叫び」だ。入院するまでの42日間で84回も叫んだのに、13回目のrTMSが終わった12月29日に4回叫び、その後は全く叫ばなくなった。紗矢は「えーと、叫ぶかな？　……あれ？」と不思議そうに言う。

そして、その頃から紗矢は「ひまー」と言いだした。連日メソメソと泣いていたのに、小さい頃のような無邪気な笑顔を見せるようにもなってきた。

「暇？」

「うん、ひまー」

それは調子がいいセリフだ。それまでの数カ月間は、少しの暇もなかった。

週に2～3回、買い物に出かけた。病院食だけでは、100kgの巨体には足りないので、ヨーグルト、バナナ、お菓子、カップラーメン、餃子などをそのたびに買い込んだ。食後血糖が上昇しやすい私もサラダや納豆を買った。

澤田先生と阿部さんはよく病室へ来てくれたが、診察室へも「え？　また？」と感じるくらいお呼びがかかった。

調子が良くなってきて、元来お喋《しゃべ》り好きな紗矢は澤田先生に質問攻めだ。

「先生、結婚してる？」「子供はいる？　何人？」「なんていう車に乗っているの？」などと、どんどん質問する。澤田先生は躊躇《ちゅうちょ》せず全て答えてくれるが、先生は紗矢の症状を聞き、治療の説明もしたい、他にもたくさん患者が待っている。紗矢にばかり喋らせるわけにはいかない。

「先生の奥さん、芸能人で例えたら誰？」と質問した紗矢に腕を組んで少し考え、答えた。

「松田聖子！」

二人の会話は掛け合い漫才のようになってきた。12月末までに、ジアゼパム、ロラゼパム、クロナゼパムの3種類の薬が中止になった。

海鵜

1年遅れで東京オリンピックが開催された2021年。私と紗矢は鳴門シーガル病院で新年を迎えた。たとえお正月を病院で過ごしていても、紗矢の症状が徐々に良くなっているので私の心は明るかった。夫は紗矢と毎日のようにライン（LINE）のビデオ通話で連絡を取っていた。夫は、明るくなってきた紗矢に向かって、「さあちゃん、おやすみー」と満面の笑みで通話の最後に手を振った。

「叫び」はなくなった。

「気になること」については、やはり確認行為は続いていたが、30分以内と短く、しかも「ピンクの髪」のように繰り返されることはなくなってきた。

例えば、廊下や庭を散歩していると、――実際に何か話しかけてくる患者さんもいるのだが――実際に話しかけられていなくて、ただ目と目が合っただけで、「何か言われた。気になる。私に話しかけたかどうか確認してきて」と気にするのだ。

「わかった」と病室を出て、病棟の廊下をゆっくり一周して病室へ帰り、「話しかけてないって言ってたよ」と私が伝えると、あっさり「はーい」と安心した表情を見せた。私は相変わらず嘘《うそ》は得意だ。

そして、年が明けてから、「パニック」になったのは1月に1回のみだった。

作業療法にも参加するようになった。当初は気になっていた公認心理師の阿部さんとの会話も気にならなくなり、カウンセリングを受けることができるようになった。病院内にある喫茶室や売店も時々利用した。

「気になること」の方が落ち着いて「汚れ」の症状が優位になってきたのかどうか、特に生理前10日間は「汚れ」を解消しようとする行動に要する時間が格段に増えてきた。家でどうだったか?と思い出そうとしたら、不調のためか数カ月間紗矢の生理が止まっていたことを、記録を見て思い出した。鳴門シーガル病院へ入院してからは、生理は順調になった。

狭い病室で私と過ごすことによって、病室での汚染物質も増えてきたらしい。サイドボードの上の髪の毛にも過敏に反応する。タオルを少し振っただけで「ほこりが飛んできた」と怒る。また、気安くなってきたスタッフたちにも「手洗った?」と問い、ラップをしてある食事を運んでくれたら「そのラップ洗った?」などと問う。どのスタッフも「洗ったよー」とちゃんと答えてくれる。食事も「汚れた」と言って、食べずに廃棄することも数回あった。

あくびやくしゃみはもってのほか、目が合っただけで「お母さんのせいで、汚れた」と怒る。ゴミ捨て、病室の掃除、シーツ交換は紗矢がrTMSで不在の時にするようにした。手洗いは相変わらず頻回だが、朝食後でもシャワーを浴びるようになった。そして、シャワー中に、検温の放送や誰かスタッフの入室があれば初めからやり直しになってしまうのだった。紗矢がシャワーを浴びている間は、私は病室にはいられなくなってしまった。そんな時、私はデイルームで過ごしたり、近くにある神社まで散歩したりした。

ある雨の日、病室にいられなくて手持ち無沙汰だった私は、一人で買い物に出かけようと、対岸からあと数分でやって来る船を待っていた。そこへ福永《ふくなが》院長がやって来た。私は、紗矢が入院した12月に催されたクリスマスパーティーで院長先生の顔は知っていた。福永院長は、私に気がつくと近づいてきて、軽くお辞儀をしたのち、「効果はどうですか？」と尋ねてくださった。ｒＴＭＳ治療を受けている紗矢の付き添いをしている私のことを知っているのだと驚いた。「そうですねー。半分くらいでしょうか……」と答えると、福永院長は「そうですか……。なかなか全部はねえ……」と言いつつ二度ほど頷《うなず》き、「それではお大事に」とその場を離れた。

私の心は穏やかになっていた。船を待ちながらぼんやり海を眺めていると、海面を低空飛行のまま何十メートルも飛んでいる鳥が目に入った。人生もあんなふうに低空飛行でいいから無難に生きていけたらいいなあ、と考えていた。近くにいた病院スタッフに尋ねてみた。

「あの鳥は、何ていう鳥ですか？」

「あれは、海鵜《うみう》」

「うみう？」

「川にいる鵜《う》でなくて、海にいる鵜。海鵜」

握手

1月25日に当初の予定どおり30回目のｒＴＭＳを無事終了することができた。澤田先生からは、「効果が出ているので50回までやりましょう」という話があり、私も紗矢もそれは大賛成だった。

1月26日、31回目のｒＴＭＳの日、「ちゃんと手を洗ってくれた後だったらいいよ」という条件付きで、澤田先生と握手ができた――入院当初から、先生は、診察のたびに紗矢に向かって「握手しよう」と笑顔で手を差し出していたが、紗矢は「絶対、嫌」と言い続けていたのだ――。

すると、澤田先生は看護師を３人呼んできて、紗矢は次々と握手をした。そして、自信をつけたのか「お母さんともできるよ」とニコニコして握手をしてくれた。久しぶりに触れた紗矢の手は私よりもずっと大きくて温かくて柔らかだった。澤田先生が「おお、すごい、すごい」と褒めてくれたので、調子に乗った紗矢は、すれ違うスタッフを捕まえては握手を求めていた。

以前の病院で、「強迫症の認知行動療法を受けることはできないでしょうか？」と訊《き》いたときには、「専門家がいない」との返答であったが、ここではこんな形でやってくれる。人に優しい、温かい医療を受けている感じがした。

1月27日、トイレットペーパーが使えるようになり、トイレも時々流せるようになった。その日、私が病室でお茶をこぼしたが、「大丈夫」と言う。一回の手洗い時間も短くなってきた。「汚れ」を解消しようとする行動に要する時間は、生理前10日間を除外すれば、1月18日から2月8日までの21日間で、一日平均35分とまた短くなった。

1月29日夜、ベッドで横になった紗矢が、「お母さん、もうこのまま二人で、ずっと病院で暮らそう」としんみりと言う。私は少しずつ良くなっている紗矢を見て、この調子なら50回のｒＴＭＳを終える2月末あるいは3月初旬には退院できるだろうと思っていたので、「えー？　ｒＴＭＳが終わったら帰るよ」と答えると、「けど……ばあちゃんは絶対に無理」と言い、紗矢はそれきり黙った。

今考えれば、一生二人でこのまま病院で暮らすことなどありえないのだから、ここは嘘でも優しく「うん、そうしよう。ここで暮らそうね」と、なぜ言えなかったのだろう。この時私は、紗矢の不安な気持ちを理解してあげられなかった。澤田先生は「ずーっとここにいてもいいですよ」と言ってくれていたのに。

2月10日、長期にわたり服用を続けてきたビペリデンを、徐々に減薬してくれていたのだが、離脱症状でイライラしてじっとしていられず足が痛くなるほど庭を歩き続けた。その時に不意に見上げた病室の窓から誰か患者さんがこっちを見て、手を振った。すると、紗矢はその人に大きく手を振り返したのだった。私は「気になること」ができるのではないかとドキリとして、「え？　そんなことして、大丈夫？」と恐る恐る訊くと、「だいじょうぶ、だいじょうぶ」と自信ありげだ。

病棟のデイルームで過ごせるようになり、デイルームにいても、他の患者さんとの会話を気にすることが少なくなったようだった。

そして、2月12日、「気になることが減ってきた」と紗矢自身も自覚したらしかった。

ビペリデンは1㎎減らしただけの3㎎となっていた。

水漏れ

また生理の10日前ぐらいからシャワーの時間が長くなった。

2月23日に自宅への外泊許可をもらったのだが、当日の15時頃、廊下で誰かとすれ違った時にどこかに触れたらしく、シャワーが始まってしまった。とうとう最終の船にも乗れず、外泊は先送りとなってしまった。こんなこともあろうかと、食事は止めないようにお願いしてあったので、私たちは空腹を免れた。

そして、2月25日、その日は午前11時15分からシャワーが始まり、午後2時になってもまだ終わらない。私は、いつものように仕方なくデイルームで過ごしていたのだが、急ぎ足で澤田先生が病棟へやって来た。

「すぐ下の3階の天井から水漏れがしているんですが、今シャワーしていますか?」と澤田先生が私に訊いてきた。

「ええ⁉　……はい、シャワーしてます」と焦る私。

二人で一緒に病室へ向かった。

状況を知ったスタッフも、５名ほど病室へ一気に入った。紗矢は着替えがなくなり、半裸状態でユニットバスを出たり入ったりウロウロしていた。床はほぼ一面水浸しだ。紗矢は汚染の恐怖で「ぎゃあー！」と叫んだ後、「もう殺して」と泣いた。スタッフたちは、雑巾や古いシーツなどで素早く床の水を吸い取り、そして病室から去って行った。

この時に、ストレスなどを心配した澤田先生から、「外泊してみて大丈夫だったら退院しますか？」と話があったのだが、紗矢は「じゃあ帰ろう！　どっかで車から飛び降りて死ぬから！」と興奮している。私は、怒濤《どとう》の２０１０年のことが思い出されて、恐ろしくて、とても連れて帰れない。

その夜、ベッドで横になった紗矢が「家の汚れが気になって帰れない。ここにいるしか、仕方ない」と言う。良くはなってきたが、汚れの恐怖で家へ帰るのはまだ不安なのだろう。

「うん、お母さんと一緒に、まだまだここにいようね」と、今度は優しく言ってやることができた。

しかし、病室にいられず、デイルームの椅子に座ったまま、あるいは面会室の冷たくて硬い床に直接布団を敷いて夜を過ごすことが多くなってきた私の方がそろそろ限界だった。繰り返しのシャワーで疲れて眠っている紗矢の寝息を聞きながら、私はメソメソと泣いていた。

ビペリデン減量の影響なのか、ソワソワとした感じが残っていた紗矢は、翌日のｒＴＭＳの途中にじっとしていられなくなり、「わあぁー」と声を上げながら起き上がり、中断となった。

ｒＴＭＳは全49回で終了となった。

告白

症状が良くなってきた1月の末頃から、ハイテンションになってきた。いつものことだ。元来、良く表現すれば天真爛漫《てんしんらんまん》でおっちょこちょいで活発な紗矢だ。病的に表現すれば躁《そう》状態で注意欠如多動で知的障害の紗矢だ。

紗矢は入院したりデイケアに参加したりすると、いつもお気に入りの男性ができる。そして、気持ちをどんどん声に出し、態度にも出す。その結果、必ず相手に嫌がられる。また、ここでもお気に入りの人ができた。体格が良くて、優しい看護師の福山《ふくやま》さん（仮名）だ。

前にも触れたように人間の性欲は基本的欲求の一つであり、神からの賜物なのだろう。しかし、食欲とか睡眠と違って、なにぶんにも相手が必要となる欲求である。紗矢はおそらく発達障害の影響だと思うのだが、社会的規範から逸脱した恋愛行動を取ることが多い。紗矢にとっては本能のままの行動なのだろう。

2月20日に看護師たちと卓球をした時に、冗談めかして一緒に少し性的な話をして盛り上がったらしく、紗矢はそれ以来、性的な話をして高笑いするようになった。

2月27日の夜、夜勤はお気に入りの福山さんだった。その頃、「部屋にいると息苦しい」と、デイルームで過ごすことが多くなり、その日も、紗矢は夕食後にデイルームで座っていた。

私はしばらく病室で過ごしていたが、紗矢の様子を見に行こうと病室を出た。すると、キティちゃんのサンダルを履いた足でつま先立ちをして、ナースステーションの30cm四方くらいのガラスの窓口に、その大きめの頭をほぼ全部突っ込んでいる紗矢が見えた。両肘はカウンターに乗せて体を支えている感じだ。

「紗矢どうしたの？」と訊くと、「なんでもない」とは言うものの、向こう側で座っている福山さんは困った様子だ。なんと、妻帯者の福山さんに対して、「結婚してほしい」と求愛しているらしいのだ。福山さんが何度「無理です」と返事しても「どうして？　結婚して！」と繰り返している。

ふと思いついた私は「ちょっと、そこどいて」と、紗矢のいた場所に立った。

そして、私は真面目な顔で福山さんに向かって「好きです。結婚してください」と告げた。福山さんは噴き出しそうになるのをこらえながら、「無理です。ごめんなさい」と答える。「わかりました」と私は軽くお辞儀をして、二歩ほど後ずさりした。そして紗矢に言う。「わかった？　断られたら、こんなふうに諦めるのが普通！」

しかし、紗矢はポカンとした表情で「えー？　なんでー？」と言う。私と福山さんの猿芝居は全くもって無意味だったらしく、その後、求愛行動は午前2時まで続いたのだった。

とうとう、当直だった澤田先生が当直師長と連れ立ってやって来た。「どうしたの？　保護室に行くようになるよ」と注意した澤田先生に、「もう、死にに行く！　薬も飲まない！」と切り返し、紗矢は走り出した。これは私が取っているデータで「パニック」と判定してノートに記録した。

翌日は14時30分になってやっと紗矢は目を覚ました。

昨夜のことについて、恋愛行動における社会的規範について話すと、「そりゃあ、そうだね。福山さんに今度謝る」と殊勝な態度になるが、夜21時頃になるとまたしても深刻な顔をして、「結婚してくれないなら、死ぬ」と言う。

幻の退院

この頃から紗矢は「スタッフに嫌われている。悪口を言われている」と言いだした。

3月になった時点では、私の記録では次のようであった。

・「気になること」に関して相談する時間は約45分。12月に比べると少し長くはなったが、入院前と比較すると短縮されたまま。

・「汚れ」を解消しようとする行動に関しては、水漏れをさせた日を除き、以降2月26日から3月7日までの10日間で一日平均42分。さらに短縮された。
・「パニック」は2回。
・「叫び」はなし。
入院当初に比べると、症状はずいぶんと良くなった——かに思えたのだが……。

3月5日22時頃、昼間に患者さんとスタッフとの会話を聴いたことで「気になること」ができ、私が助言しても解決できなかった。紗矢は「気になること」が解決できずイライラして、デイルームの椅子を蹴った。これも私は「パニック」と判定。ちょうど夜勤が受け持ち看護師の雨宮《あまみや》さん（仮名）だったので、長期入院によるストレスや他の患者さんからの刺激も悪影響となっているおそれもあるからと、この日も当直だった澤田先生を呼んでくれて、相談の結果、翌日自宅に外泊してから退院することにした。

3月6日に3カ月ぶりに帰宅した。紗矢も姉（亜矢）から「おかえり」と声をかけてもらい嬉《うれ》しそうだった。私も病院生活に限界を感じていたし、このぐらい症状が良くなっていれば、生活も前よりは楽になるだろうと思ったのだった。そして、なんとか自宅で2日間過ごせたので、3月8日に病院へ戻り、正式に手続きをして退院してきた。

しかし、その日の夜中に、紗矢は不潔恐怖からの希死念慮で苦しくなって「つらい、死にたい。入院する。病院へ電話して」と言う。今までも、退院してきたら入院させてと言い、入院したら退院させてと言うのは常套句《じょうとうく》ではあった。私はすっかり疲れ切っていた。入院するなら、付き添いなしで一人だけで入院してほしかった。

そして、翌日の3月9日に受診したが、一人で入院するなら閉鎖病棟になるという。紗矢はどうしても今までと同じ病棟でないと嫌だと言い、「ダメなら、もう死ぬ」などと言っている。澤田先生は、外来のソファで紗矢の横に座って、一生懸命に紗矢の相手をしてくれた。私もなんだか、気が変になってきて、泣きながら病院に対する不満を探し出して公認心理師の阿部さんにぶちまけていた。阿部さんは私の話を否定せず、ずっと「うんうん」と聴いてくれた。澤田先生と阿部さんは、結局二人がかりで私たちに2時間も対応してくださったのだった。

結果的に、私が付き添ったまま再入院となってしまった。

病棟へ上がった私は、スタッフが再入院をどう思っているか気になっていた。その気持ちを聴いてくれた看護師の加賀さんは、「そんなこと気にしなくてもいいよ。病院だって、儲《もう》けだよ」と明るく返してくれた。また、天使に救われた。

病院生活に限界が来ていた私は、またメソメソと泣いた。その夜は、着の身着のまま病室のソファベッドに横にならざるを得なかった。早く帰りたかった。正直、もう紗矢のことはどうでもよかった。家の布団で手足を伸ばしゆっくりと眠りたかった。再び、私は睡眠不足と闘っていたのだった。

すると3月12日、紗矢が急に「お母さん、もう帰ってもいいよ。一人で入院しとくから」と言うのである。今回ばかりは私が「本当？」と訊いた。

「ほんとう」と紗矢は答える。

「絶対？」

「ぜったい」

幻の外泊

3月31日、シャワー室のない個室へ移動した。

私は紗矢の言葉どおり自宅へと戻った。それによって、入院中の紗矢の症状の客観的データを取ることができなくなってしまった。カウントできるのは、制限されていない電話の回数ぐらいだった。

孫のシューズバッグを作った時に残った、スヌーピー柄の布で、ファスナー付きのポケットポーチを作った。私はそれに着信音を大音量にしたスマホを入れて、常に腰に吊るしていた。着信音は頻回に鳴った。17日間で一日平均11回、多い時は20回もの電話がかかってきた。

入浴は週3回のみと制限されたこともあって、今までの入院と同様に「汚れ」の症状よりも「気になること」の症状が突出してきた。私に「帰っていい」とは言ったものの、不安もあったたろう。

やはり一日平均3項目の「気になること」ができた。

「○○さんが私に話しかけてないか確認して」

「『病気』という言葉を使ってもいいか○○さんに確認して」

「私は西野カナのCDを持っていると○○さんにちゃんと言っといて」

など。

確認してほしい事項を告げた紗矢はいったん電話を切り、病室へ戻って10分間過ごす。紗矢の想像では、その10分間に、私が看護師に電話をしてその確認事項を伝え、看護師はその相手に確認などの対処をして、「OKです」と私に伝えている——ということになっている。

10分後、再び紗矢からの電話。「看護師さん、OKって？」

「すべてOK」

「ほんとう？」

「本当」

「ぜったい？」

「絶対」

などと今までどおりの嘘の返事をして、一応終了。

看護師も、紗矢が直接「確認して」と頼んだ時は、確認したふりをして対応してくれていた。

症状が悪化したように思えたが、以前の紗矢なら、確認のために次々と患者やスタッフを追いかけまわして、結局保護室というパターンだったのだが、そうはなっていない。

すでに「NGワード」には反応しなくなっていたが、自分が主語でない話の場合は「気になること」はなくなったようだった。

そんな状況の中、自宅外泊も試みたが、3月19日は不潔恐怖のため家へ入るどころか、車から降りることすらできなかった。せっかくドライブスルーで買ってやった紗矢の大好きな「てりたまバーガー」セットを、「お母さんの息が飛んで汚れた」と言って食べようとせず、それを恨めしそうに見つめるばかりだった。紗矢はかつてのようにウェットティッシュを山ほど使い、百円ショップに3回寄ってウェットティッシュを買っただけで、病院へ戻ってしまった。私は紗矢を送った後、車の中で冷めたてりたまバーガーを食べながらオイオイと泣きじゃくった。

4月に入り、再び自宅に外泊を試みた。家族が全員不在だったこともあり、家には入れた。しかし、自分の部屋でCDの入れ替えをしただけで、食事をすることや寝ることは「無理」と拒否して、その日のうちに病院へ戻った。

分岐点

病院からは、澤田先生はもちろん、公認心理師の阿部さんや看護師からも電話がよくかかってきた。今までの病院ではありえなかった。副看護師長の山口《やまぐち》さん（仮名）が言うには、4月中旬から、看護師たちの「確認のふり」を、信用しなくなったとのことだった。「気になること」の確認について、前にも触れたように、「今までの確認は全部、嘘。お母さんは誰にも一度も確認したことないけど、何も困ったことは起きていないでしょう？」と話したことが数回あった。

紗矢もその時は「へえ、まあそうだろうな」と一旦は納得するのだが、数時間あるいは2～3日経つと「やっぱり困る。本当は確認できてるよね？」と話を蒸し返したり、パニックになったりしたので、こちらも仕方なく、「……全部ちゃんと確認してある」と返事をすることになる。そんな連続だった。

以前、月丘病院入院中に、配膳されたばかりの食事をお膳ごと投げたことがあり、看護師に「アフリカでは食糧危機で食べられない子もいるんだよ」と片づけをしながら言われたらしい。家で過ごしていたある日、紗矢がそのことを思い出して「アフリカの人全員が怒ってきそうで、怖い。怒ってないか確認して」と言いだした。

「アフリカの人全員って……そんなこと、無理」

「気になるー！」と紗矢がパニックになる。

私は慌てて、「確認した。誰も怒ってないって」と仕方なく答える。

「どうやって確認したの？」と紗矢が不思議そうに問うてくる。

「外務省を通じて、アフリカの日本大使館に頼んで全員に確認してもらった」

「……なに、それ？　とにかく確認してくれた？」とじっと私を見る。

「した」と言って私も紗矢をじっと見る。

「ほんとう？」

「本当！」

「ぜったい？」

「絶対」

　こんなふうな会話をしたことがあった。

「全員シリーズ」としては「あの飛行機に乗っている人全員」「全国の一条さん全員」は前に触れた。他に「中学の同級生全員」「芸能界の人全員」もあれば、「ヤンキーの人全員」などという分類不可解なのもある。その都度、同様の対応をしていた。

　紗矢の脳みそは、内心は嘘だろうと思いつつも、「本当に確認してくれている」と信じ切ることで、心を安定させる仕組みになっているということだろう。というのも、紗矢の発達障害の程度なら、明らかに「全員の人」に確認できるのはおかしいと思っているはずだ。また、「気になること」の解決は、同じテーマであっても、その日によって納得する着地点が違う。挙げ句の果てには、「そーだなあ……どうだったら、大丈夫かなあ？」などと、自分で納得する結末を考え出したりすることもあったのだ。

4月14日の電話で「今まで、私が確認してって頼んだこと、どうせ確認してないんだよね?」と言う。

意を決して「うん、してないよ。今までお母さんも看護師さんも誰も全くしていない。けど、何も困ったことは起きてないでしょう?」と言う。

「やっぱり……」と紗矢の声は落胆しながらも納得しているようでもある。

「パニックになる?」

「なる」と即答する紗矢。

ここは現場に任せよう。病院スタッフを信じ、そして頼ることができるように、私は成長したのだ。

「看護師さんに話を聴いてもらって」

「わかった」と電話は切れた。

そして1時間後にかかってきた電話で、「福山さんが、話を聴いてくれて、『とりあえず、明日まで我慢しよう。何かあれば絶対助ける』と言ってくれた」と落ち着いていた。ほっとした。

パニックにならずにその夜は眠れた。その日は大きな分岐点だった。もう二度と確認したふりはしないと固く誓った。

洗濯

それ以降、「気になること」があると言って何度電話がかかってきても、「確認はできない。今までもしていない。困ったことは起こらない。助けてくれる」の一点張りで、私はやり過ごした。自宅では、こんな一点張りで押し通すことは恐ろしくて絶対にできない。

4月20日、20時37分に電話がかかってきた——それは、その日の18回目の電話だった。「夕方、お父さんと電話で2病棟のことを話した。そのことで、2病棟の患者が怒ってきそう。怒っていないかどうか患者全員に確認してほしいって、先生や看護師さんに頼んでも、無理って言われた。もう、怖い。保護室へ入れてもらう」

パニック気味だ。そしてこれも、例の「全員シリーズ」の仲間だ。

私はいつもの一点張りの返答を繰り返した。

翌日の電話で、「あの後、頓服を飲んで寝た」とのこと。どうにかパニックにならず、やり過ごせたようだった。

小さな「気になること」は、その都度、相手に自分で直接確認をして解決していたらしい。相手によって確認が不可能な場合は、信用しなくなったとはいえ看護師に確認を依頼してそれを信用せざるを得なかったことだろう。少しパニックになる日もあったが、療養病棟でなんとか過ごすことはできた。

同時にその時期、澤田先生は診察のたびに「これに触ることができたら船頭さんに自分で渡して家へ帰ろう」と、紗矢にとっては汚れている、数字が印字されラミネート加工された乗船券を触れるように練習させてくれていた。

阿部さんは、紗矢がぬり絵になら集中できていることに気づき、「強迫思考を何か他の関心事に置き換える必要がある」と、紗矢にぬり絵をさせてくれた。また、入室不可能だった洗濯室へ一緒に徐々に近づいてくれたりもした。

4月21日、紗矢が電話で「自分で洗濯ができるかも?と思えてきた」と言う。にわかには信じがたいことだった。なんと、その2日後に「今、洗濯をしている」と言うのだ。

「本当に?」と私が尋ねる。洗剤を扱うなど、到底考えられないことだった。

「ほんとう」と紗矢が答える。そして、ゴミも捨てられるし、食器の片づけ、飲料の缶捨てまで全部自分でやっているというのだ。

「本当?」再び私。

「ほんとう」と紗矢。

「絶対?」

「ぜったい」

できることが増えて、昼間は自分で洗濯をしたりゴミを出したりと用事ができ、ぬり絵にも集中していたようだった。不調になるのは——以前からなのだが——大抵夕方からだった。

4月22日の夜、紗矢は「気になること」を確認できず被害妄想に陥り、死のうと考えて1階まで行ったが、病院玄関の鍵が閉まっていたので断念し、閉鎖病棟のインターホンを押して、「調子が悪いのでここへ入れてください」と言ったらしい。インターホンに応対した看護師に「部屋が空いていません」と断られた。その後、私に電話をかけてきて「イライラする。何か物を投げてもいい?」と言う。

「ダメダメ、夕食後はもう病室にいるように」と助言をした。

今夜はいよいよ保護室へ行くことになるかもしれないと心配したが、どうにか、その夜もやり過ごせたらしい。澤田先生は、できるだけこのまま療養病棟から退院できるようにと考えてくださっていた。

この頃、病院は新型コロナの影響で外泊が禁止になってしまったのだが、退院に向けての外泊なら許可が出るとのことだった。澤田先生は、「まだ乗船券に触《さわ》れなくてもいいので一度帰ってみてください」と言うが、私は恐ろしくて連れて帰れませんと断った。2010年の怒濤《どとう》の一年間を思い出すと恐ろしかった。紗矢が「死にたい」という気持ちをなくすためには、結局「確認をしなくても大丈夫」と思えるようになることが必要だと思った。

4月27日、とうとう苦しくなってきた紗矢は、自ら申し出て、閉鎖病棟へ移動した。鳴門シーガル病院へ入院して初めての移動だ。4日間過ごして、4月30日、療養病棟に戻ってきた。戻ったその日、副看護師長の山口さんから連絡があり、電話回数は一日3回までとし、お小遣いの金額も本人と相談して決めたなどの話があった。受け持ち看護師の雨宮さんからも色鉛筆とぬり絵の本を持参してほしいとの連絡があった。山口さんのリーダーシップが生かされ、看護師たちは、変化を見抜く鋭い観察力があり、看護計画は適宜早急に見直され、具体的にすぐ動くという看護が実践されていた。スタッフ全員が紗矢に関心を寄せてくださっていることを感じた。

電話の回数が3回までと制限されたことで、私の精神的負担は随分と軽くなった。しかし、もう客観的データは、何も取ることができなくなってしまった。

紗矢は、即解決できなくてもいいらしいが、いつも何か「気になること」は持ち続けていた。そして、外泊の話が出ても「先生が（閉鎖病棟の全員に）確認してくれないので、怖いから外泊はできない。確認してくれるなら、外泊して退院したい」と言う。簡単に確認できることと、できないことがある。澤田先生は「確認したいなら、自分で行ってきなさい」と紗矢に言ったが、さすがに紗矢も全員に確認には行こうとしないらしい。その問題が解消するには、新たな、そしてもっと大きな「気になること」が発生することが必要になるのだった。

5月22日、ある患者さんに話しかけられて、「気になること」ができた。夜になって確認しようと思い、その患者さんの病室へ行くとすでに眠っていて、確認できないことにイライラして、紗矢はついに火災報知機の非常ベルを押してしまった。その夜に、2回目となる閉鎖病棟の保護室へ移動となった。

翌日、夜勤明けの雨宮さんから電話があり、その時の状況を詳しく教えてくれた。内容は良い知らせではなかったが、心のこもった温かい電話だった。

そして、4日後に療養病棟へ戻った。紗矢が非常ベルの一件を看護師長の安田《やすだ》さん（仮名）に謝ると、「気持ちはわかるけど、同じことはダメだよ」と優しく言ってくれたらしい。

その数日後、病棟で避難訓練があったという。再び、けたたましく非常ベルは鳴った。驚いた紗矢は慌てて安田さんのところへ走って行って告げた。

「今のは、私じゃありません！」

良い病院とは

看護師の雨宮さんからの温かい電話のあと、以前の月丘病院でのことを思い出していた。

――看護師という職業を客観的に見つめるようになったのは、紗矢の病気が判明して、自分自身が患者サイドに立つことが多くなったからだろう。患者や家族は思った以上に看護師に救いを求めていることを知った。医療従事者としては、看護師は数が多い職種であり、頻繁に患者や家族と関わる。看護師のたった一言の言葉やその対応によって、患者や家族は前向きになったり落ち込んだりするし、それをいつまでも覚えているものだ。とはいえ、私だって決していい人間でもなければいい看護師でもないし、特に若い頃は、患者さんとの関わりについて、患者さん本人や上司から注意を受けたものだ――。

以前、紗矢が月丘病院に入院していたある日のことだ。自宅への一時外泊が明けた紗矢を月丘病院へ送り届けた。病室のサイドテーブルの上に何枚かの紗矢の衣類が置いてあった。それはよく乾燥していたが、たたまれてもいない。洗濯済みなのか、それとも紗矢が脱いで置いたままだったのか？　紗矢に訊いても「さあ？」と頼りない返事だ。その時部屋へやって来た、なんだか不機嫌そうな30代の女性看護師に尋ねると、「私は昨日、休みだったので知りません！」と、赤ら顔をさらに紅潮させた。私は腹が立ったので言い返したかったが、紗矢がお世話になっていることもあり、理性で抑えた。看護師はそれ以上答えるつもりはなさそうで、何やら用事を済ませて出て行った。仕方がないのでその衣類は持ち帰って洗うことにした。洗濯料金も請求されて支払っているので、帰り際に、受付にいる若い女性事務員にやんわりと不満を告げると「申し訳ありません。今後注意致します」と、慣れた様子で深々と頭を下げた。映画『謝罪の王様』を思い出し、謝罪の王様ならぬ謝罪の事務員様だと思った。

翻《ひるがえ》って鳴門シーガル病院はというと、その対応は全く違っていた。スタッフは皆、優しい所作や表情でなごませてくださる。デイルームや廊下などの病棟内のあらゆる場所で顔を合わせる看護師や看護助手は、どんな時も、どの方も優しく声掛けをしてくださる。検温や配膳、室内の掃除やゴミの回収、シーツ交換などに病室にやって来るときも同様だ。こちらの質問や要望、相談にはきちんと向き合って対応してくださる。時間が許せば、紗矢の病状のことを尋ねてくださり、さらには天気やニュースについて、あるいは個人的なことなど、雑談にも応じてくださる。

病院受付のスタッフや外来看護師も、紗矢が話しかけてもいつも相手をしてくださる。本当に温かい病院だと感じる。良い病院には良いスタッフが集まる。良いスタッフが良い病院を育て、良い病院が良いスタッフを人間的にもさらに成長させるのだろう。私があと20～30歳若くて、仕事ができる状況にあるならば、こんな病院で働きたいと思う。

牡蠣フライ

「閉鎖病棟全員」への確認の件は、いつの間にか忘れているようだった。新しい「気になること」ができて、古い「気になること」を忘れることが多いのだが、ただの時間経過で忘れることもある。

紗矢の外泊希望が強く、澤田先生から「家族が良ければ許可します」と連絡があり、1泊だけならこちらも頑張れると思って外泊を決めた。

5月29日、紗矢は自宅に外泊した。何か小さな「気になること」はありつつも、紗矢は今のところ「死ぬ」とは言いださない。今度は家へ入ることができた。

私が紗矢の昼食のお膳を運んだのと同時に、ばあちゃんが紗矢に何か話しかけた。すると、「それはもう汚れたので、食べない」と言う――紗矢の大好物の卵3個分の半熟卵が載ったオムライスなのに。そんなことは、すっかり慣れたことだったので、叱りもせずに今度はインスタントラーメンを作った。

夕食には細心の注意を払って、紗矢の好きな焼肉、サラダ、刺身などを準備した。紗矢は大盛ご飯を2杯食べ、22時半頃から部屋で寝ることもできた。

翌日の5月30日、久しぶりだった自宅での朝のシャワーで、儀式行動がうまくいかなかったらしく、紗矢は少しパニックになった。

病院へ送って行く車中、紗矢は何度も「どうなったら退院できる?」と私と夫に訊いてくる。「気になることができても、確認せずに過ごせること。とりあえず6月中は今のまま療養病棟で過ごせたら、そのあと外泊させてもらってから考えよう」と私たちは答えた。

私たち夫婦はもう60代だ。元気で世話をしてやるにも限度がある。紗矢はまだ32歳、残された人生は長い。仮に、紗矢が喋《しゃべ》ることも動くこともできずにいて、介護者側の都合に合わせて世話ができるならば、誰かに委ねることもできるだろう。しかし、紗矢はそうではない。

私たちがいなくなったら、紗矢はどうやって生きていくというのか？　いったい誰があんな面倒な話を延々と聴いてくれるというのか。せめて症状を良くしてやらないと私たちは死ねない。二人とも死ねない。いつか読んだことのある『この子を残して』の著者、永井隆博士の気持ちが今は痛いほどわかる。ｒＴＭＳにかかった医療費を含めた、あらゆる経費の元を取ることができたと実感するまでは連れて帰れないと考えていた。

昼食に、三人で海の見える食堂で牡蠣《かき》フライ定食を食べた。大きな牡蠣フライ5個は、痩せっぽちの私には量が多くて油っこかった。その日は高気圧に覆われて快晴、大きく開け放たれた窓から見える海は穏やかだった。

鳴門シーガル病院は、必ずなんとかしてくれる、決して私たちを見放さない。そう信じていた。

階段

6月のある夜、男性患者が紗矢に向かって「殴るぞ」と言ってきたらしい。本当なのか、幻聴なのかはわからない。このことでパニックを起こして、紗矢は「閉鎖病棟へ連れて行って」と訴えたが、澤田先生は病棟移動をさせなかった。

翌日の電話で、紗矢は「確認しなくても大丈夫かも？と思える。確認したら、また気になることができるよね？　どうせ今までだって確認なんかしていないもんね」という認識ができていた。

「そうそう！　そのとおり」と私は大きな声で返した。

澤田先生は、「もし誰かに危害を与えられたら、絶対に助けるから。もし、そんな人がいれば、その人を閉鎖病棟へすぐに連れて行くから」と身の安全を保証してくれたらしく、それもそうだと理解していたようだった。

この「殴るぞ」と聞こえた時、他に「悪口が聞こえる」などとも訴えていた症状を、澤田先生は幻聴か強迫観念なのかと思案されていた。

紗矢は「強迫症（強迫性障害）」「統合失調症」「発達障害」など、どれをとっても当てはまる症状があるのだろう。「発達障害」は、主に「自閉スペクトラム症（ＡＳＤ）」「学習障害（ＬＤ）」「注意欠如多動症（ＡＤＨＤ）」の三つのタイプがあるとされているが、はっきりと線引きもできないらしい。紗矢の場合もしかりだ。私たちにははっきりとした病名は特に必要なく、「紗矢は生まれつき、脳みその調子が悪い」と私は認識している。

澤田先生はその頃、紗矢にとっては汚染されている階段へ何度も連れて行き、「一緒に階段を歩こう」と誘ってくれて、何度目かには歩くことができたという。

「すごいね！」と褒めてやると、紗矢は「最近、ナースステーションに張り付いたりしてない。月丘病院の頃と比べると成長した」と誇らしげだった。

主治医疲れる

6月22日に阿部さんから連絡があった。

「紗矢さんが『福山さんと結婚できないなら、死ぬ』と言っているので、澤田先生から『人の恋愛感情には踏み入ることはできないので、一度帰ってお父さんとお母さんとよく話してください。明日にでも自宅に外泊してみてください』とのことです」

どうやら先生は、紗矢の福山さんへの気持ちを、人並みの恋愛感情だと認識されている様子なのだ。しまった、そうだった。澤田先生に、紗矢の過去の逸脱した数々の求愛行動の報告ができていなかった。なぜなら、なんだか恥ずかしい感じがしたからだ。

紗矢からも電話がかかってきた。

「福山さんの家族が殺しに来るので、外泊する。迎えに来て！」と被害妄想に変化している。どれだけ不調でも一週間後の6月29日には外泊させる予定ではあったので、私は「死ぬと言うのなら、外泊は無理。29日には迎えに行くから、それまで待って」と答えた。

「もう！　どうして?!」と紗矢は憤慨している。

その日の午後、パニックになり、レボメプロマジンの注射をした。使うのは6カ月ぶりだった。

2日後の6月24日、澤田先生から電話があった。

「ここ数日、付きまとわれて、疲れました……。お願いですから、明日から外泊させてください。レボメプロマジン50㎎頓服で使ってください」

声もすっかり元気がない。どうやら紗矢は、病院内で先生をあちこち追いかけまわし、確認やら外泊許可やらを迫っていたらしい。病院内をくまなく移動する紗矢に手を焼いた他のスタッフからは「どうにかしてください」と責められるし、すっかり澤田先生は疲れ切っていたようだ。

――思い返すと、月丘病院で入院していた時にこんなことがあった。その日私が面会のために病棟へ行くと、紗矢が「せんせー、せんせー！　高木せんせー！」と呼びながら、廊下を小走りに走っている。紗矢が追いかけているその先には大股で足早に歩いて行く高木先生の姿があった。紗矢が何度呼びかけても、本当に聞こえていないんじゃないかと思えるほどに、高木先生はチラっとも振り返ることなく階段の出口のドアへとまっしぐらだ。やがて高木先生の姿はその向こうに消え、重いドアは閉まり、向こう側からガチャリという施錠音がした。紗矢は「あー……」と言ったきり黙って立ちつくしたのだった――。

澤田先生は紗矢に呼ばれると、いつも「なになに？　どうしたの？」と、何度でも立ち止まり振り返る。そういったことが積み重なって、すっかり疲れてしまうのだろう。

紗矢の世話で疲弊する気持ちは誰よりも私が一番わかっている。医療従事者だって人間だ。

無理な時は患者を家族のもとに返すのは当たり前のことだ。「死ぬ」と言うのなら、やってみればいいのだという気持ちで外泊させることにした。

翌日の6月25日、紗矢を迎えに行った。9時5分に堂浦漁港に着く船に乗ってくると聞いていたが、船に乗っていない。

（どうしたのだろう？）

病棟へ電話すると、「用意はしているのですが、船に乗らずそこらあたりをウロウロしているので、病院まで迎えに来てください」と言われ、仕方なく病院まで行ってみた。

紗矢は澤田先生と阿部さんを伴ってロビーへ降りてきた。

「確認してくれないと困る。死んでもいい？」

「それはできません。今日は一度家へ帰ってきなさい」

押し問答しながらどうにか庭までは歩いて来た。立ち止まり、同じような会話を繰り返して埒《らち》が明かないので、先生と阿部さんには一旦病院へ帰ってもらった。今度は私が紗矢を説得するが「確認してくれないと無理」と言いながら、紗矢はまた病院の中へと消えた。私は庭の芝生に置いてある青銅製の椅子に座って、なるようになれとボーっとしていた。一緒になって騒いだところで、ただ疲れるだけのことだとわかっている。しばらくして、今度は澤田先生だけを伴ってやって来た。次の船は10時30分だ。

「確認して」と言う紗矢は少し甘えているようにも見える。

「それは無理だから……とにかくお母さんが迎えに来てくれたんだから、家へ帰ってきなさい」と澤田先生は、触れはしないが紗矢の背中を両手で押すようなしぐさをする。

「確認してくれないなら、嫌。もう死ぬ」と、再び先生を脅している。

「一度家でね、お父さんとお母さんとね、ゆっくりとお話ししてね」

「嫌だ。確認してくれるまで無理」

「とにかく、お母さんと一緒に船に乗って」

澤田先生は、さあと言わんばかりに、船の方へ手を差し出す。

「えー……？　先生、やっぱり確認してくれないと無理」

堂々巡りの会話が続く。

出発の6分前になった。澤田先生は、とうとう船を指さして紗矢に言い放った。

「早く、船に乗りなさい！」

入院はいつまで？

こうしてようやく自宅に戻った。今回の外泊も家に入ることができた。しかし、「気になること」から「被害妄想」や「希死念慮」に発展しパニックになり、初日は翌3時にラーメンを食べた後にやっと眠った。2日目は「薬が汚れた」と捨てた。

紗矢が眠っている以外の時間、私たち夫婦はどちらかが紗矢から目を離すことは全くできない。今度は私たち二人がすっかり疲れ切っていた。

3泊4日の自宅外泊が明けて6月28日、病院へ戻った日。澤田先生、阿部さん、看護師長の安田さんと私の4人で、話し合いの場をもってくれた。疲れていた澤田先生は、それでも、入院の目処は12月ぐらいまでと思っているとのことだった。私たち両親も入院して1年が経つ12月が、症状は良くなっていない場合も、期間としては限度だと思っていたので澤田先生と同意見だった。

一方、阿部さんと安田さんは、いったん退院して、不調なら再入院したらどうだろうかという意見であった。師長の意見は病棟スタッフ全員の意見だと私は受け止めた。異なる意見を出し合えるというのは風通しのいい病院なのだろうと感じたと同時に、何よりも三人が真剣に紗矢や私たち家族のことを具体的に考えてくれている思いが伝わってきた。私は「今はまだ、半分外泊させながらでも入院を継続させてほしい」と希望した。

そして、7月に入り、澤田先生、阿部さん、安田さん、ほか数名の医療従事者が参加してカンファレンスをしてくださり、9月退院を目標にデイケアや訪問看護の利用などもどうかとの意見もいただいた。

6月時点の処方は、一日量として、バルプロ酸ナトリウム600㎎、アリピプラゾール24㎎、パロキセチン37・5㎎、ビペリデン3㎎、ゾテピン75㎎、アトモキセチン65㎎、睡眠薬はスボレキサント15mg。

水を飲む

鳴門シーガル病院へ入院してからも、家と同様紗矢は水道水や病院が準備してくれるお茶は絶対に飲まない。お茶は自動販売機で買い、水は売店で売っている500cc入りを買うので費用もかかる。山口さんが、水とお茶に関して紗矢にアドバイスをしてくれた。お茶は1本だけペットボトルを買って、それを飲んでしまえば病院のお茶を足す。水も他の患者同様に水道水を飲むようにする。そうなればいいが、「汚れ」の症状が強ければ、紗矢は絶対に拒否するに違いないと思っていた。

ところが――少し時間を遡るが――6月28日に病院へ戻る日に突然、「もう水は買わなくても大丈夫。病院の水もお茶も飲める」と言うのだ。びっくりだった。

「本当?」

「ほんとう」

「絶対?」

「ぜったい」

行きつ戻りつだが、それでも確実に良い方向へ向かっていると感じた。

幻覚

自宅外泊後の7月4日、病院で山口さんと一緒に七夕の短冊に「病気が良くなりますように」とお願い事を書いたという。まあまあ平穏に過ごせているようだと思った。

7月5日の朝、「ゆうべから調子が悪い。月丘病院に入院している時に、ある患者さんに『おじさんという言葉を使うのはダメだ』と言われた。その人が殺しに来そうで怖い」と言う。しかし紗矢は、「私、その人にちゃんと確認したよね？」とか「確認してほしい」とか言わない。私はもう絶対「確認した」などと嘘は言わないことに決めたのだから、「大丈夫、どんな言葉を使うのも個人の自由」と答えた。

そして午後に、阿部さんから電話があった。

「『福山さんと結婚できないなら死ぬ』と言うので、福山さんが『無理です』と返事をしたら、泣きだしてしまって……閉鎖病棟の保護室へ移りました」とのことだ。3回目の保護室への移動だ。そして、また福山さんだ。

「気になること」を確認することができなくなり、その代替思考として福山さんのことを考えているのだろうか？　わからない。

そして、翌日から12日までの7日間に驚きの大きな変化をきたしていた。

7月13日、澤田先生から電話があって、今は幻覚が主症状だというのだ。驚いて、「え？　幻覚ですか？」と思わず聞き返した。

悪口が聞こえる、などの幻聴は、以前から少しあったが、強迫症状が強烈すぎて、あまり気にもしていなかった。入院後、強迫症状が減ってきた頃から「スタッフが私の悪口を言っている」などの幻聴らしいことを頻繁に訴えるようになっていた。そして今は、その幻聴を含めた幻覚症状が主だというのだ。

紗矢が「親戚の人から連絡があって、お父さんとお母さんが死んだので帰らせてほしい」と言っているとのこと。家へ帰りたいという願いがそんな幻聴に変化したのだろうかと思うと、胸が痛んだ。保護室による拘禁反応を心配した澤田先生は、紗矢を個室へ移動させたのだが、走り出そうとしたり、その個室には「刃物があるから怖い」と言ったりして再び保護室に戻ることになった。刃物が見えていることにも驚いた。そののち凶器の種類は増えていくことになる。

7月19日、紗矢からの電話。

「お父さんとお母さんが自殺して、お姉ちゃんが迎えに来た」と言う。

「そんなことないよ。ちゃんと二人とも生きているから大丈夫。お姉ちゃんは今仕事」

「今結婚式と披露宴のためにバスで式場に向かってる。バスの中で演歌が流れてる」

「へー……」

怖いことと、楽しいことが混在しているのか？　まさにカオスだ。

7月20日に療養病棟の個室へ戻った。

その後も家族や親戚、中学の同級生の幻視があり、その幻視の姿形は実際よりも小さく見えている様子だと澤田先生は言う。

電話で紗矢が「ミッキーマウスマーチが聞こえる。建物や床が揺れる。誰かに『2階のホールまで来て』と言われたから、行ってみたけど誰もいない」と言う。

「へー……」としか言葉が出ない。

澤田先生は、拘禁反応なのか、強迫症状によって今までは隠されていた症状が出てきたのか、統合失調症などの新たなステージなのかはわからないと説明があったが、私は紗矢の病名にかかわらず「脳みその具合が悪い」と捉えているので、はっきりとした理論などは特に求めていなかった。

東京オリンピック2日目で祭日となっていた23日、紗矢の電話の第一声は、「気になることができた」だった。ドキッとした。

「ゆうべ同級生が部屋へ来て、真似をしたらダメって言われたから、何のことなのか確認したかったので、閉鎖病棟へ連れて行ってと看護師さんに頼んだけど、断られた」

幻覚の相手との会話でも「気になること」ができるらしい。閉鎖病棟の保護室にいる時に現れた同級生なので、同じ場所へ行けば確認ができると思ったのだろうか？

「同級生が病院にいるはずはない。それは病気の幻覚で、本当のことではない」と返答してみた。

「お母さんも看護師さんも、私の話を信じてくれない！　もういい。死ぬっ！」と、電話はプツンと切れた。そして、その後に病棟から走り出してしまい看護師が追いかけて連れ戻したが、再び同じ行動を繰り返したので、閉鎖病棟へ4回目の移動をすることになった。「気になること」を望みどおりにその同級生に確認することができたかどうかは不明だ。

しかし、紗矢が「気になる」と訴えて確認を求めたのは、これが最後となったのだ。奇しくも最後の「気になること」は、幻が相手だったということになる。

5月から開始になったアトモキセチンが7月下旬に120㎎となった。

外泊、サスペンス編

保護室は、症状が強い時はその役割どおり安全を感じる場所だったのだろう。以前月丘病院入院中に、外泊しているのにもかかわらず「鍵がかかった部屋で寝たい」と自宅よりも保護室で眠ることを望み、夜中に病院へ戻ったことを思い出した。

本人は保護室のままでいいと言ったらしいが、7月27日に療養病棟へ移動。澤田先生からは「外泊すれば、家族のことだけでも現実を知ることができるのではないかと思います」とのことで、翌日の7月28日から8月2日まで自宅外泊となった。

7月28日の朝、紗矢を迎えに行った。「気になること」はなく、澤田先生を伴ってもいないが、病院の庭の水道で、手洗いとリュックサックや財布の洗浄を繰り返した。そして無事に10時30分発の船に乗ったと思ったのもつかの間、汚れがどうしても気になって船を降りた。仕方なく私も従う。そしてついには、リュックサックと財布を、病院の玄関アプローチにつながる庭の小道に捨ててしまった。

「無事に船に乗れただろうかと思って」と、心配して様子を見に来てくれた山口さんに、事情を説明してリュックサックと財布の処分をお願いした。もう何度も捨てたことがあるので、こんなことにも慣れっこだ。

こうして気が済んだ紗矢は無事にまた船に乗ることができた。

自宅へと向かう車の中で、紗矢が何度も後ろを振り返りながら「同級生が追いかけてくる」と言う。

「誰もいないから大丈夫」

「ついて来ているって！」

自宅に到着して、紗矢はリビングに続く和室に座った。

「同級生が、とうとう家までついて来た。床と窓からナイフと銃、天井から足が突き出てる。私を殺すと言っている！　警察に連絡して！」と、天井を見上げたり床や壁などをキョロキョロと見回したりした後に一点を凝視する。そこに凶器が見えるのだろう。

ナイフが見えるというその場所を、私はスマホで写真を撮り、「何も写ってないよ」と見せてみた。

「ほら！　ここに写ってるんだってば！」と紗矢が私のスマホ画面を指さして怖がる。

不思議だ。でも紗矢がそう見えているなら、「大丈夫、心配ない」という私の返事に紗矢が納得できず必死になるのは当然だろう。

「お母さん！　適当な返事して！　私のことなんか、どうでもいいと思ってる！」と声を荒らげた。

「お母さんが絶対助けるから。警察にも連絡しておくから！」と真剣に答えた。

トイレも風呂も一人で行くのは怖いからと、私に付き添いを求める。そのたびに、「トイレの床からナイフが出る！　怖いー」とか「風呂の天井から血がポタポタと！　うわー」などと、大騒ぎをする。私がトイレへ行く時にも「一人にしないでー」と、床をドスドスいわせながら追いかけて来る。

毎夜、客間で布団を並べて寝ようとするのだが、天井の木目を見て「カミソリが出てくる！」などと怖がり、なかなか眠らない。

「痛っ、痛い！　今、首に何かされた」と首をさすっている。

痛みも感じるらしい。

「うわっ、頭を押さえつけられた」

押さえつけられ感もあるらしい。

監視カメラのモニター画面をのぞき込んで、「ここに同級生が映っている、ほら」と言う。そのモニター画面にはいつもと同じ庭が映し出されているだけで、もちろん誰もいない。

そして、今度はインターホンの方へ向かう。室内側から通話ボタンを押して、「うん、うん、……もう寝たよ」などと誰かと会話をしている。

「この前、私が銃で撃たれて、出血して救急車で運ばれた時に……」

紗矢の言葉をそこまで聞いたところで、え？と眉根を寄せて口を開いたままフリーズしている私を見て、「あれ？　夢だろうか？」と紗矢が言う。さすがに疑問を感じたらしい。

「そう思うよ……」

ナイフや包丁ならまだしも、本物の銃を見たことはないはずだ。

紗矢は窓の外をじっと見ている。まるで何かを見張っているみたいだ。

「近所のマンションの人に家族全員が殺される、一番に私。明日葬式」と確信があるのか、ハキハキと言う。

「きゃあー怖いー！」とか、「うわあ、びっくりした！」などと、たびたび私の方へ走り寄って来たかと思うと、その大きな体は正座をした状態で上半身を限界まで伏せ、震えている。壁に映っている誰かと無言で何かやりとりをしているらしいのだが、「はい、わかりました」と丁寧に答え、「ごめんなさい」と土下座までしていた。

8月2日の朝、いつものように長めのシャワーを浴びて5泊6日の外泊は終了した。

外泊、イマジナリーフレンド編

サスペンス的な外泊が終わって紗矢が病院に戻った2日後の8月4日、澤田先生から電話がかかってきた。「もう、同級生のことは言わなくなりました。いなくなったようです」と話す先生のそばで、紗矢が「まだいるよ！」と大声を出した。澤田先生は少し焦った様子で、「あ……いるらしいです……」とつぶやいた。

少し前の紗矢は澤田先生を疲れさせるほど追いかけまわしていたのに、この頃から先生にもスタッフにも近寄って行かず、話もしたがらなくなったようだった。

「ゆうべ、同級生に殺されそうになった。ボコボコにするって。今朝も『ちょっと』と声をかけられて起こされた。お父さんお母さん、殺されてない？」

「ちゃんと生きてる。どうもないよ」

「この前、家で一緒の部屋で寝た時に、お母さん、私を殺そうとした？」

「そんなはずないよ」

「あ、今のその言い方変、お母さん以外に考えられないって同級生がそう言ってた。私のこと迷惑だから長いこと入院させている?」

「そんなことないよ」

「いつ退院できる?」

「幻覚がおさまったら」

「澤田先生もそう言ってた」

少しは現実的な部分もあるようだ。

8月7日、夫と二人で紗矢の面会に行った。コロナ禍なので直接は会えない。紗矢は面会室の隅に目立たぬように座り、私たち二人が庭側から、ガラス窓越しに「元気?」「調子どう?」などと話しかけても返答は「うん」程度で、さほど会話もしない。私たちには見えていない誰かに気を使っているようにも見受けられた。

再び、8月10日から16日まで外泊。

自宅の室内からインターホンの通話ボタンを押し、「うん、うん。殺すんですか? それは嫌です」などと、傍目《はため》には一人芝居をやっている。今回も同級生たちがいるようだ。

「その同級生に外からインターホンを押すように言ってみて」と紗矢に言ってみる。

「インターホンを押してみて。うん……うん」と紗矢がその相手に指示をしている。

もちろん何も鳴らない。

「あれー? 鳴らないなあ」と紗矢が不思議そうに首をかしげる。

外泊、恋愛編

凶器は消えたようだったが、落下の恐怖があるらしく、初日は翌午前3時まで「うわー！床を落下させられて、殺される」とパニックになり、「ベランダから飛び降りて、もう死ぬ」などと言いながら、家じゅうを上へ下へと駆けまわるので、夫と二人で紗矢を追いかけて私たちはすっかり疲れ切った。翌日は、自分の着替えと2リットルのペットボトルをしっかりと胸に抱きかかえて、「床が落下する、怖い怖い」と、部屋から部屋へ移動を繰り返した。

今回も紗矢に変化が見られた。それは、私たちとの会話は減り、窓や壁や床を見つめて、時々少し笑いながら、誰かとやりとりしている時間が長くなったことだった。長ければそれは3時間にも及んだ。このやりとりを、私たちは交信と名付けた。今まではいくら不調でも、食べることが後回しになることは絶対になかったのだが、食事や入浴を促す声かけが何度も必要だった。紗矢に話しかけると、「静かにして」と怒る。

「おばちゃんは、姿が見えない誰かと無言で会話してるみたい。不思議だねー」と私が独り言のようにつぶやくと、小学6年生の孫娘が、「それは、イマジナリーフレンドっていうんだよ」と教えてくれた。

8月16日の朝、いつものように長めのシャワーを浴びて、6泊7日の外泊は終わった。

澤田先生からの電話では、病院ではすっかりおとなしくなったとのことだった。そんなことは、今までの紗矢からは考えられないことだ。病室に閉じこもり出てこないので、先生が「つらくない？　苦しくない？」と訊いても、「しあわせ」と答えるのだそうだ。ナースステーションやスタッフにもますます興味がないらしく、「どうしたの？」と訊いても、「仕事の邪魔をしてはいけないから」などと、今まではさんざん仕事の邪魔をしておきながら、殊勝なことを言っているらしい。

クエチアピンとゾテピンが中止となった。

私にも連日電話があったのに、電話が一回もかかってこない日があった。

「私、最近電話しないでしょ？」

「うん、どうして？」

「楽しくて」となんだか紗矢の声が弾んでいる。

8月21日から24日まで自宅外泊。やはり時々、「怖い」などと大声を出してはいるが、凶器が見えたり落下させられたりする恐れはないようだ。それ以外はおとなしく、家族との会話はますます減った。前回までは交信の場所は和室だけだったが、新たに紗矢の部屋とトイレが追加された。その3カ所で誰かと延々と交信している。「今回も同級生たちが一緒？」と問うと、黙ってうなずく。

8月22日の夜に驚くことを言いだした。その相手の名前は言わないが、「プロポーズされたから、お父さん、結婚の許可くれる？」と嬉《うれ》しそうに言うのだ。幻覚症状を承知の夫は満面の笑みで「いいよ」と返事すると、その後紗矢はトイレにこもったまま30分ほど経過した。「大丈夫？」と声をかけると返事はないが、出てきた。そして、そのまま2階の紗矢の部屋へ移動して、30分ほど経過して降りてきたが、もうそれきりプロポーズの話はしなくなった。結局、その彼とはどうなったのか、結末はわからない。

交信ばかりしているので、ますます食事も入浴も自ら動こうとしない。着替えもしない。こちらから何度も声をかけて、やっとだ。入浴しない日もあった。

8月24日の朝、いつものように長めのシャワーを浴びて、3泊4日の外泊は終わった。

乗船券

病院からの電話の時、いつも紗矢はナースステーションで十円玉をもらって公衆電話から私に電話をかけてくる。私は「はいはーい。かけ直すね」と返事してすぐに切る。その後、「かけ放題プラン」の私のスマホからかけ直すと、ワンコールですぐさま紗矢が出るというのがお決まりのスタイルだ。

外泊が明けて病院に戻った翌日の8月25日、紗矢から電話がかかってきたので、いつもと同じ手順でかけ直したが、なぜか出ない。確か、さっき「かけ直すね」と言ったはずだが……。

何度もコール音が聞こえてやっと電話に出たのは違う人だった。声でわかるが、私も顔見知りのその小柄な年配男性患者の新井《あらい》さん（仮名）は快く紗矢を呼んできてくれた。

「もしもし、お母さん？」と電話口に出た紗矢に、「紗矢、いつもの方法忘れた？」と約束の手順を説明すると、「あ、そうかそうか。電話鳴ってたけど、誰かな？と思って……」などと言う。

夕食後間もない19時だというのに「晩ごはん何だった？」と訊いても「何だっけ？　忘れた」とポカンとした感じ。

「もうシャワーも洗濯も随分としていない。外泊いつできる？」と訊くので、「昨日まで外泊していたし、昨日の朝シャワーしたよ」と答えると、「あー、そうかそうか」とは言うものの、外泊していたことすら忘れている様子だった。

脳に何らかの変化が起きて、認知機能が低下したのだろうか？

8月29日以降、3日ほどは、電話での話の内容は、ほぼ同じだった。

「家ちゃんとある？　燃えてない？」

「燃えてない。ちゃんとあるよ」

「お父さんとお母さん離婚してない？」

「してないよ」

「からかわれているのかな？　夜も眠れない。ずっと壁と話をしている。庭の椅子に座っていると桜の木の方から声が聞こえるので、行ってみると誰もいない。『出てきて』と声をかけると『今、コロナだから』だって」

紗矢が話している内容を否定すると怒って興奮するかもしれないので、私は「へえ……」とだけ答える。

交信の内容は、自宅外泊中は話してくれなかったが、病院からかけてくる電話ではよく話してくれる。常にその誰かはそばにいるようなのだが、唯一公衆電話の所へはついて来ないのかもしれない。

澤田先生の話では、「私とはあまり話をしてくれません。あっちへ行ってとか、もういいですと言われますが、恋愛の話をすると明るくはなります。院内の誰も行かないような所へよく行くので、探しまわっています。パニックもなく、本人も希望しているので長期外泊をしてみてください。それと、乗船券を触ることができました」とのことだった。

澤田先生に「ほら手に持ってみなさい」と差し出されるたびに、「いやいや、絶対無理。もう！」と、怒りにも似た態度を取っていたのに、その乗船券を触れた?!　強迫症状については、また症状が良くなった。

紗矢に「シャワーとか洗濯、ちゃんとしている？」と問うと、「してない」と言うのだが、交信で多忙なためシャワーを浴びていないのか、あるいは、シャワーを浴びたこと自体を忘れているのか不明だったので、阿部さんに電話をして、様子を見てくださいとお願いした。その後「嫌がってましたが、声かけをするとシャワーに行きました」と連絡をくれた。やはり、交信で多忙だったらしい。

外泊、おもてなし編

9月になった。9月1日から7日まで自宅外泊。

9月1日、迎えに行って、いつものように帰宅途中にスーパーへ寄り、食べ物をたくさん買ってきた。紗矢の好きなスナック菓子、菓子パン、カップ麺、ヨーグルト、プリン、フルーツサンドイッチ、餃子。紗矢はいつもそうするようにそれらの食品を自分で冷蔵庫や棚などに収めた。

和室に落ち着いたが、おとなしい。また誰かと交信しているのだろうと思ったが、今まで見たことのない不思議な行動を始めた。棚や冷蔵庫に収めたばかりの食べ物を全部取り出してきて、それらを段ボール箱に入れてしまったのだ。

それを見た私が「暑いから腐ってしまうよ」と言うと、「……んー」と無表情で無反応なので、仕方なく放置。そして、2時間ほど経過すると、紗矢は何も言わずに再びそれらを棚と冷蔵庫へ収めた。

前回同様に、「怖い」などと言ってはいるが、被害妄想は減ってきた。それよりも交信が主で、交信の場所も同様で、和室、トイレ、2階の紗矢の部屋の3カ所だ。

帰宅当日の22時頃、夕食後からずっと和室に座ったままで声をかけても入浴もしない。私は違う部屋にいたのだが、様子を見に来てびっくり。昼間段ボール箱に入れたり出したりしていた食べ物を、すべて机の上に広げて、スプーンと割りばしを5本ずつ並べて置いてある。湯沸かしポットは、グッグツと湯気を立てている。何も喋らないが、笑みを浮かべている。きっとそれは誰かにおもてなしをしている光景だと確信した。やっぱり今回の外泊も同級生が一緒に来たらしい。

その状態のまま、とうとう午前2時半になった。その後トイレへ移動、1時間半こもった。そして、眠りについたのは午前4時だった。紗矢以外は食べるはずもない机に広げられた食べ物を、私は静かに片づけた。餃子とサンドイッチは腐敗の恐れがあるのでこっそりと捨てた。

翌日の9月2日、目が覚めた紗矢は冷蔵庫を開けたまましばらく佇《たたず》んでいた。紗矢が特に好物である餃子とサンドイッチがなくなっていることに気づかないのか忘れているのか、誰かが食べたと認識しているのか不明だが、何も言わない。

「12人いる。これ幻覚だよね？」紗矢が少し喋りだした。

「紗矢には本当に見えているんだから嘘ではない。けど、お母さんは見えないから、たぶん幻覚だね」と答えると、紗矢はうなずく。

その日の21時頃、カップ麺とお菓子を机の上に並べて、再び誰かにおもてなし。入浴も着替えもせず、トイレ以外はずっと座ったままでオールナイトだ。

翌日の9月3日の午前中、机の上にカップ麺が二つ、各々のカップ麺の上に割りばしも置かれている。おもてなしをする食べ物が徐々に少なくなっていくのは、紗矢が実際に食べてしまうからだ。紗矢が声を出して誰かと喋っている。「うん、うん……」「違うよー」などと言う口調からすると、わりと穏やかな内容みたいだ。時折笑い声も出す。そうかと思えば、「こら、水を飛ばすなってば！　もう、うざいって！」と窓の開閉を乱暴に繰り返している。喧嘩《けんか》にでもなったのだろうか？　今回は土下座などはせずに、反撃に出ているようだ。

「警察呼んで！」こっちに向かって叫ぶ。

「わかった。連絡しておく。大丈夫」と答えて、安心させる。

午後になって、サイドボードに収納してある紗矢の所有する30枚ほどのDVDを段ボール箱に入れている。誰かから「東京へ行くからDVDを段ボール箱に入れるように」との指示があったと言う。

夕方にトイレへ入った時、自分で施錠したにもかかわらず、開けることができずにパニックになり、トイレの小窓を開けて外へ向かって大声で叫んだ。

「ぎゃあー！　怖いー！　マンションの人が殺しに来たー！」

誰かが聞けば、実際に通報されかねない。久しぶりに冷や汗をかいた。そして、すでに少々壊れかけだったドアノブをガチャガチャと乱暴に扱ったものだから、とうとう壊れてしまった。

その日の24時にやっと眠りについた。とうとう約35時間、眠らず過ごしたことになる。

9月7日の朝、いつものように長めのシャワーを浴びて6泊7日の外泊は終了した。

ビペリデン

おもてなし編の外泊の様子を澤田先生に報告した。先生から「抗コリン薬の副作用としての症状かもしれません。ビペリデンは、もう中止してしまいましょう。状態によっては閉鎖病棟へ移動になります」と説明があった。

ビペリデンは、抗精神病薬の副作用を抑えるための抗コリン薬だ。2006年からずっと服用を続けている。入院後の2月に、中止を試みてくださったのだが、離脱症状が出てしまい1㎎減量しただけの3㎎を服用中であった。

9月9日、夜中に荷物をまとめ「家へ帰る」と言って、ピンクのキャリーケースをガラガラと転がして出て行こうとしたらしい。他の患者さんへの影響もあり、閉鎖病棟へ5回目の移動となった。

その後、安定しているとの判断で療養病棟へ移動となったが、「同級生に殺される。警察に連絡して！」と興奮状態になり、たった2日で閉鎖病棟へ6回目の移動となった。その後10月19日まで保護室で過ごした。その間に、徐々に減量となっていたビペリデンはすべて中止になった。

どっちがかわいい？

10月19日、療養病棟へ移動した日の電話で、紗矢が「同級生が友達になりたいって言う。タバコの匂いがする。ペロペロと髪の毛を舐《な》められて気持ち悪い。同級生が海で泳いでいる。窒息死させるとか脅されて、ナイフで首を切られそうだった」と言う。再び、凶器が出現した。新たに匂いを感じたり、舐められる感覚があったりで、幻覚症状は内容を変えながら持続しているようだった。

否定してはいけないのだろうが、幻覚を認識してほしいという思いから、「それは現実ではない。紗矢だけが感じたり、見えたりする幻覚」と返答する。

「なんで、私を信じてくれないの？　私よりあいつらの方がかわいいってこと？」と、なぜか幻覚の同級生と自分を比較し始めた。

「そんなはずはない」と答える。幻覚の同級生がかわいいなんてありえないだろう。

澤田先生からの電話では、「幻覚の同級生のことを、『スタッフみんながその子たちの味方をする』と不満な様子です。『紗矢さんはかわいいね』と言ってほしいみたいです」とのことだった。

それからも電話のたびに「同級生と私、どっちがかわいい?」と質問してくる。

「もちろん紗矢」

「血のつながっていない子と私、どっちが大事?」

「もちろん紗矢」

即答しないと怒る。

「私のこと好き?」

「好き」

即答しても、同じ質問を5~6回繰り返す。

澤田先生から「考えているのは、お母さんにまた一緒に同室入院してもらって、大丈夫そうなら退院してもらおうかということなんですが?」と提案があったのだが、「それは無理です」と、私はきっぱりと断った。

もちろん、紗矢のことは心配で、早く良くなって帰ってきてほしいとは思っていたが、それとこれとは私にとっては別だった。付き添いを断ることで、紗矢の入院が長引いてもそれはそれでいいと思った。

その夜の紗矢からの電話で、会話の途中で「ちょっと待って」と私に断りを入れた後、「うん、うん」と誰かに返答している。「『今から退院しなければ、殺す』って言ってる」

最近は公衆電話の所へも誰かが一緒に来ているのだろうか。紗矢の退院願望がそんな幻聴になっているのではと思うと、また胸が痛んだ。

紗矢の話によると10月20日の夜、病院の公衆電話から110番通報をして、「特攻服軍団に殺される！」と訴えたらしいが、いろいろ質問された後に「看護師さんに言ってくださいね」と返答されたという。しかしその後、看護師にそれを告げることなくおとなしく眠ったらしい。110番通報は看護記録には記載されていないだろう。

紗矢の幻覚に出てくる同級生十数人というのは、素行が悪く、卒業式の後にわざわざ派手な色の特攻服に着替えて運動場をウロウロしていた子たちのことだ。

阿部さんからの連絡では、相変わらずその同級生たちの相手をすることに忙しく、洗濯は再び病院へ依頼、入浴は声かけが必要なようだが、ぬり絵は復活しているとのことだった。そして最近は、その同級生とのやりとりの内容についてもスタッフに報告をするようにはなったと聞いた。

頓服にリスペリドン内用液を使用、ブロナンセリンが追加処方され、その後は危機が迫る様子は軽減された様子だった。

シャワーをやめた！

10月29日から11月1日まで自宅に外泊することになった。

10月29日、紗矢を連れて帰宅途中、スーパーに寄っていつものように買い物をしたのだが、紗矢は女性用の普通のトイレへ入った。もう何年も前から、汚れが気になる紗矢は広い多目的トイレしか利用せず、それが当たり前になっていたので驚いた。車内ではウェットティッシュを使用して何度か手などを拭いていたが、「汚れ」に関しては症状が一番ひどい時の20％程度になっていると感じた。

家でも相変わらずいつもの同級生が一緒らしい。再び凶器の出現があり、「ハサミが飛んできた」「ザクザクと何かを切る音が聞こえる」「痛い、やめてー！」などと騒いでいるが、パニックになったのは1回のみ。入浴やトイレへの付き添いも不要になった。自分の部屋で一人で寝ることもできた。

誰かとの交信も減った。おもてなしや威嚇をする様子もない。私たち家族との現実的な会話も増えてきた。私と夫は、「紗矢の味方だから、紗矢が一番かわいいから、絶対に守るから」と言い続けた。

「何回も何回も言ってくれるねえ」と嬉しそうだった。

「今夜、ごはん何ー？」と食べることに興味を示すようにもなった。声をかけなくても、買ってきた餃子やサンドイッチ、菓子パンなど、どんどん食べる。そして「食べすぎて苦しい」とおなかをさすりながら仰向けになっている。これが本来の紗矢の姿だ。

今までの外泊で一番調子が良かった。あと1回外泊をして、次回も今回程度の様子なら退院できるだろうと夫と話した。

11月1日の朝、いつものように長めの……あれ？　シャワーを浴びない？　そのまま出発しようとしている。ここで、紗矢に「シャワーは？」と訊いたら、「そうだった、そうだった」と始まる気がして怖かったので黙っていた。しかし、本当にとうとうシャワーを浴びずに車に乗った。約17年間も続いた、出かける前の朝シャワーは終わった。これは言葉にならないほどの感動だった。

堂浦漁港で、病院の駐車場に車を止め降りようとした時、道路を挟んだ空き地に放し飼いになった状態の雑種らしき3匹の犬がいた。それを見た紗矢は「怖い」と降りるのを嫌がったので、その日は別の場所にある駐車場を利用した。

紗矢の犬にまつわるエピソードを思い出していた。幼稚園の頃に田舎の親戚宅へ行った時、突然10匹余りの放し飼いの犬に囲まれ、驚いた紗矢は慌てて父親の胸にピョーンと飛び上がるように抱っこしてもらって、大声で泣いたことがあった。また、2019年には隣家の犬に左腕を咬《か》みつかれたこともあった。

最後の外泊

11月4日、今度は「床が揺れる」「犬が出てきた」と言いだした。この前に漁港で見た3匹の犬の影響が何かあるのか？　その後も犬の幻視は続くことになる。

11月8日から15日まで自宅に外泊をして、いよいよその結果で退院を決めることになった。迎えに行き、普通に帰宅。犬が見える、床が揺れる、やっぱり今回もいつものメンバーの同級生も紗矢と共に来たと言う。そして、もっぱら紗矢は両方の人差し指を両耳にずっと突っ込んだままで、「うるさい、うるさい！」と大声を出している。幻聴がひどいらしいのだ。耳を塞いでも、全く効果はなく、うるさいほどずっと同級生の声が聞こえているらしい。

紗矢がプリンを食べた後につぶやいている。「プリンちょうだい、プリンちょうだい」「リズムに乗って、みぎひだり、うえした」「ウザワサヤ、殺す」「怖いー」と紗矢は少しパニック。「グーチョキパーしたら帰る」「じゃあやろう」と紗矢は答えて、一人で実際にグーチョキパーとやっているが、「帰ってくれないー！」と嘆いている。

紗矢が食事時でもないのに卵を2個焼いて食べているので、「あれ？　お腹空いた？」と問うと「『卵を2個食べろ』って言われるから……」と言う。「グッバイグッバイ」「やべっ」「みかん食べて」

紗矢はこれにも応じて実際にみかんを食べている。

「もう24時間聞こえる！」と言うが、食洗器の乾燥の音がやむと「あれ？　止まった」と一瞬不思議そうだが、すぐに幻聴は復活する。

もう一つ変化したことがあった。紗矢は家族と近づいてもなんとも言わない。夕食後、家族がリビングにいても普通に浴室へ行った。そして、入浴後に「お風呂での儀式がなくなった」と言う。

リビングで私の鏡を勝手に使って、眉毛を剃《そ》っている。驚いて、「その鏡、お母さんの鏡!」と指さすと、「ごめんごめん。借りた」と紗矢が言う。

「そうじゃなくて、使っても平気?」

「そうそう、使える」と紗矢が言う。

今までならありえない。紗矢にとって自分以外の家族の持ち物は汚染されていたはずだ。

11月15日の朝、今回もシャワーを浴びずに7泊8日の外泊を終了した。

さよならの非常ベル

11月15日、紗矢と病院へ戻り、1階の面会室で澤田先生にいつものように外泊中のことを報告した。強迫症状は悪い時の10%ぐらいに減り、幻覚症状はあっても少し落ち着いてきたので、私たちも面倒がみられそうだと伝えて、澤田先生から正式に退院許可が出た。

強迫症状と引き換えに幻覚症状が現れたので、喜びよりも不安の方が少し大きかったが、どうにか家族と一緒に暮らせそうだと思った。紗矢は廃人を脱して、普通の精神病患者になれたのだ。かかった費用の元は取れたと思えるほどに良くなった。

当初は、ｒＴＭＳが終了すれば退院する予定であり、3月初旬にいったん退院したのだが、翌々日に再入院となり、あと2週間もすれば一年になるという長い入院となった。

澤田先生は「本当によかったです。お母さんも付き添いなど、苦労されたと思います」と労《ねぎら》ってくださった。私は病気には決して屈さないと誓って付き添い入院したものの、途中で挫《くじ》けた。澤田先生は医師としてはもちろんだが、人間同士として紗矢と真っ向から対峙《たいじ》してくださり、病気を良くする一心で関わってくださった。

紗矢は「退院？　ほんとう？　やったー」と大喜びだ。やっと待ち望んだ退院だ。

11月18日、退院の日。夫は仕事を休み、二人で迎えに行った。病院船に乗るのはこれが最後になりますようにと願いながら、穏やかな海を眺めていた。病院1階のホールで待っていると、紗矢は澤田先生と阿部さんと一緒に降りて来た。

紗矢が「ゆうべちょっと……」と何か言いたげだ。待ち望んだ退院なのに、なんだか表情が冴《さ》えない。

「え？　何？　どうした？　何かあった？」私と夫は焦った。

「……非常ベル、押した。幻聴が『押せ』って言ったから」と小さな声で、紗矢は気まずそうに言った。

「えー！」私と夫は同時に声を上げた。夜中に病院全体に鳴り響く警報音を想像すると身の縮む思いだった。

紗矢は「退院、本当はダメ？」と澤田先生の顔色を窺《うかが》った。

澤田先生は少し笑いながら「いいですよ。退院許可します」

「よかったー」紗矢はほっとした表情をした。

主任看護師の小泉さん（仮名）が通りかかり、「あ」と私たちに気がつくと、ニコニコと近づいて来た。

「宇沢さん、退院、よかったー。本当にもう、私たち途中で挫けそうになっちゃって……」

そう本音を吐露するのを聞いて、それだけ一生懸命関わってくれたんだと嬉しかった。

退院時の処方は、一日量として、バルプロ酸ナトリウム600㎎、アリピプラゾール24㎎、パロキセチン37・5㎎、ブロナンセリン16㎎、ゾテピン100㎎、アトモキセチン120㎎、睡眠薬はスボレキサント15㎎とエスゾピクロン2㎎、頓服にリスペリドン内用液2㎎適宜使用。

2022年　33歳

平穏

ロシアのウクライナ侵攻が始まり、安倍晋三元首相が銃撃され死亡した2022年。

紗矢は近くの精神科クリニックで、真本《しんもと》先生（仮名）――40代の男性医師――の診察を受けながら、デイケアに週2回、一回3時間、通い始めた。

デイケアでスタッフメンバーの誰かと会話をしても、「気になること」は起こらず、私に相談してくることもない。デイケアへ行かない日は、私と以前のように時々お出かけをする。

今日はそのお出かけの日だ。家族みんなの朝食の時間、7時。

ダンダンダンと階段を駆け下りてくる音。眠そうな顔で、紗矢がリビングに降りてくる。

「おはよう。眠れた？」と紗矢に声をかける。

「おはよう……ゆうべ首を絞められそうだった」と紗矢が首をさすりながら、家族みんなと一緒の食卓を囲む。「今、床が揺れてるよね？」と紗矢はみんなに問う。

「揺れてないよ」とみんなは首を横に振る。

「なんで床が揺れるのかなあ？」続けて、「なんだか、ずっと音楽が聞こえて、『リズムに乗って』とか言ってるー」と憂鬱《ゆううつ》そうだ。

「お母さんたちには聞こえないよ」

「幻聴だね。これ」などと自分で言いながら、食事を始める。

相変わらず、メニューはサラダ、スクランブルエッグ、ウインナー、バナナ、ヨーグルト、食パン2枚だ。

パンに塗ったジャムを食卓にこぼす。そばに置いてあるティッシュを、素早くシュッシュッと2枚取り出し、拭き取る。朝食が終わって、再びティッシュを2枚取り出して、今度はチーンと鼻をかんでいる。それをゴミ箱に向けて投げ捨てるのだが、入らずに床に落ちる。それを、自ら拾ってもう一度ゴミ箱に捨てる。そんなことは普通のことなのだが、我が家では、アンビリバボーな出来事だ。

「ティッシュ、使えるようになった？」

「うん使えるよ」

リビングや台所で、家族とすれ違ったり、衣服が触れたりしても何も言わない。

朝食が終わると、紗矢がその日一日分の薬を出して、食卓の上に並べる。家族共有のペン立てに入っているハサミをさっと取り、寝る前に服用する予定の眠剤をチョキチョキと切っている。

「ふつうに、ハサミも使えるし」と自慢げだ。

朝食後の薬を飲んで2階の紗矢の部屋へ上がって行く。トイレからは、カラカラカラとステンレス製のトイレットペーパーホルダーが回る音が聞こえる。

そして、約束どおり9時半を少し過ぎた頃、紗矢はCDを何十枚も入れたいつもの黒いバッグを片手に持ち、降りてきた。

「お母さん、そろそろ出発しよう」と、あまりにも紗矢が近寄ってくるので、少し後ずさりしながら、「はいはい」と答える。

もう朝にシャワーを浴びることは全くなくなった。

紗矢は勝手口に座り靴を履いて、車へ向かったはずなのに、玄関から入ってきた。

(もう何年も玄関からは、出入りをしたことはなかったのに?)

「何?　どうしたの?」

「忘れ物ー」と紗矢は小走りでリビングへ向かい、食卓に置いてあったメモ用紙を手に取り再び車に向かった。

私は以前の習慣が抜けきらずに、少し遅れて家を出て、そして運転席に乗り込む。サイドブレーキを解除する時、私の左手が明らかに紗矢のコートに触れるが何も言わない。エンジンをかけると、紗矢はすぐさま聴きたいCDをカーオーディオに差し込む。

相変わらずお小遣いの管理はできないので、一週間ごとに渡すことを提案してみた。納得はしないだろうと予測していたが、紗矢は「わかったー」とあっさり受け入れた。

ハンドクリームを塗っている。

(そんなものは絶対に使わなかったのに)

私はいつもの癖で頭は動かさずに視線だけを紗矢に向けた。

「あっ、付けすぎた。お母さんにあげる」とハンドルを握っている私の左手の甲に、ハンドクリームを塗りつけてくる。

「え?　あ、ありがとう」と私。

（びっくりした）

いつもの国道に出てしばらく走り、橋を渡って右折して５㎞ほど土手を走る。この土手を、この子を助手席に乗せて、もう何十回ぐらい走ったことだろう。ショッピングモール、病院への通院、外泊、入退院、クロルプロマジンの注射に行くドライブ、叫びたい時や不調の時のドライブ。

紗矢を叱りながら乱暴にスピードを上げたこともあった。今、紗矢は隣で静かに座り、音楽を聴いている。

「今日、お昼は何食べる？」と問うと「何食べる？」とオウム返しに訊《き》いてくる。久しぶりに回転寿司に決めた。

相変わらず食欲は旺盛なので、入院して30kg減った体重は退院後10kg増えた。回転寿司ではタッチパネルを使って自分で次々と注文する。不器用だけど、これは使えるのだ。一皿に２個入っているお寿司を「これ、一つ食べる？」と分けてくれたりする。

（こんなこと、初めて）

テーブルの下で、紗矢のブーツと私のブーツがわずかに触れた。

（やばい、やってしまった！）

しかし、何も言わない。以前なら、「お母さん！　触った！」と怒りながらすぐさまトイレへ向かい、洗面所で足を持ち上げて、ブーツごと洗うところだ。

久しぶりにショッピングモールへ行った。まず、財布を買ってほしいと言うので、買うことにした。そういえば、財布は鳴門シーガル病院の庭の小道へ捨てたのだった。「好きなの選んでくる」とあれこれ見ているようだった。そして、「これにする」と手に持ってきた黒い財布、その留め金は、なんとハートの形をしているではないか。

「え？　これ？　ハート……」

「うん。かわいいでしょ」

――紗矢は、「星」「ハート」「スマイル」の3種類のマークの付いた持ち物は絶対に使えなかった。それを忘れているのか？　私は、なんだか不安で訊けない。

そして次に、私にとっては「ご自宅用ですか」云々《うんぬん》の忌まわしいあの雑貨屋へ行くと言う。しゃがんで低い商品棚にあるフレグランスミストのテスターを2種類、それぞれ自分の左と右の手首に吹きかけている。「お母さーん、こっち来てー」と手招きをするので、近づいて隣でしゃがむと、3種類目のテスターを私の手首にも吹きかけて、どれどれ、と私の手首に鼻を近づけてきてクンクンと香りを嗅《か》いで確かめる。

（ちょっとちょっと、そんなことして、大丈夫ですか？）

――大丈夫らしい。

やっとお気に入りの香りを選んでレジへ向かった。

（さあ、今日の店員は何て言うのかな？）

「ご自宅用でよろしかったでしょうか？」とニコニコした店員があの頃よりも丁寧さがパワーアップした言葉で質問をしてきた。

「はい」

――紗矢は返答できている。会計をしている時、隠れて耳を澄まして監視する必要はなくなった。

トイレは多目的トイレではなく普通の女性用トイレを使えるようになり、「便座の蓋が開いていない」と私を呼ぶこともないし、流すこともできる。手洗いの蛇口を閉めることもできる。所要時間も長くなく、ともすれば私よりも早く済ませて、外で待っている。

移動の車中で紗矢が言う。

「さっき幻聴が、『火災報知機のボタンを押せ』って言ってたけど、押さなかったよ」

「よく我慢できたね。幻聴の言うとおりにしないようにね」

「そうだよね。もう絶対に押さない。入院、嫌だもん」

帰る途中、道路わきで事故処理をしているパトカーを見つけた。

「警察！」と大声で叫んだ後、慌ててシートベルトに手をかける。窮屈だからといって紗矢はいつもシートベルト非着用だ。「警察、警察」と連呼しながら、シートベルトを思い切り引っ張り、ロックがかかって引き出せない。

「落ち着いて、取り締まりじゃないから大丈夫」と私。

「うんうん」と今度はゆっくりとシートベルトを引っ張って、タングをバックルに差し込む。

私は警察を見かけると、ドキッとしてしまう。「警察」はNGワードだった。紗矢は今ではなんともない様子だ。現在、数多くあったNGワードはすべて解除されている。髪の毛がバサバサのまま起きて来た紗矢を見て、夫が「お化けみたい」と言っても「失礼な！」と少し憤慨してみせるだけだ。

家族は「警察」のことを小さな声で「け」と略すことは不必要になったのだが、習慣が抜けきらない。

車の中にウェットティッシュを持ち込んではいないし、私がマスクをしていなくても、紗矢の方を見て喋《しゃべ》っても、くしゃみをしても、あるいはわざと咳《せ》き込んでみても何も言わない。

帰宅して、車から私と同時に降りて一緒に庭を歩く。お互いのバッグが触れ合うこともある。別にどちらが先に歩くとかの決まりもなく、「ただいまー」と家へ入る。紗矢はリビングに誰がいようが、CDや買った物を手に持ち、普通に「あー疲れたー。楽しかった」と言いながら2階の自分の部屋へ向かう。

穏やかな日々

日曜日には、紗矢自身で自分の部屋に掃除機をかけ、雑巾を絞って不器用ながらも拭き掃除をする。丁寧ではないが布団も全部自分で干す。

「お母さん、見に来て。きれいに掃除できたよ」と呼ぶので、「え？　部屋へ入ってもいいの？」と入り口に立ち、恐る恐る問うと、紗矢はキョトンとした顔で、「いいよ」と招き入れてくれる。

洗濯は自分でする。家族全員の乾いた洗濯物を取り込み、不器用ながらもたたむ。

私たち両親の作った食事しか食べられなかったが、姉（亜矢）のイタリアンとスイーツ、姑《しゅうとめ》（ばあちゃん）が作った赤飯も、「おいしい、おいしい」と言って、モリモリ食べる。

以前はどれだけ小さく刻んで入れてあっても、箸《はし》で取り除いていたピーマンとシソの葉を食べられるようになった。タコもイカもショウガも嫌いだったが食べられるようになった。これも何らかの脳内回路の変化なのだろうか？　澤田先生に訊いてみる必要がある。

夕食が終わると、時間とか入浴の順番とか関係なく、さっさとお風呂へ入る。台所に誰がいても平気だし、入浴後に話しかけても大丈夫。お風呂での数多くの儀式も全くなくなったので、所要時間は15分から20分と人並みな入浴時間だ。体もちゃんと洗うようになり、紗矢が入った後でも湯船はきれいだ。入浴後は、ほんのりといい香りがする。そして「おやすみー」と、自分の部屋へ去って行く。静かすぎる……。

ある寒い日、私は夕食の準備のために台所へやって来た。

（ん？　なんだか、いつもと違う雰囲気が漂っている）

紗矢がいつも一人で食事をしていた場所、リビングに続く和室、そこにある炬燵《こたつ》に座っている二人、しかもその二人はぴったりとくっついて座っている。

（誰？）

もう一度、まじまじと見てみる。——紗矢と……ばあちゃんだ！

「えー！……」

（そんなに近づいても大丈夫なのか？）

足が冷えるばあちゃんが「こたつで温まらせて」と何度も頼んでも、今までは絶対に許さなかった。ばあちゃんは絶対的汚染物質だったからだ。

今、二人は仲良く座ってニコニコしながら何やら話している。

これこそが、おばあちゃんと孫の本来の姿だ。

紗矢は、夕方には全くシャワーを浴びなくなったので、ばあちゃんはいつでもどこの部屋へでも、行き来が自由になった。もう罵声《ばせい》を浴びることもなくなった。

そして、私は6時間眠ることができ、夏からパート勤務を復活させた。

２０２２年12月時点の処方は、一日量として、バルプロ酸ナトリウム600㎎、アリピプラゾール24㎎、ブロナンセリン16㎎、ゾテピン100㎎、アトモキセチン120㎎、睡眠薬はスボレキサント15㎎にエスゾピクロン２㎎、頓服にリスペリドン内用液２㎎適宜使用。パロキセチンはこの年、中止となった。

２０２３年　34歳

不穏

新型コロナウイルスがやっと落ち着いてきた２０２３年。ロシアがウクライナに侵攻してから一年が経過、そしてこの年の10月にはハマスによるイスラエルへの越境攻撃、イスラエル軍によるガザへの侵攻が始まった。

紗矢は退院してから一年以上が経過して、元のお喋《しゃべ》りな紗矢に戻った。しかし、強迫症状は消え去ったままで、パロキセチンは去年服薬中止となったが、その後も強迫症状の再発は見られていない。

1月末に、老人ホームに入居していた103歳の義祖母（ひいばあちゃん）が天寿を全うした。赤ちゃんの時から、愛情を込めてお世話をしてくれたひいばあちゃんが亡くなり、不調にならないかと心配したが、通夜、葬儀、初七日、その後四十九日までの間、多くの親類が訪れたが、まずまず安定している様子だった。

しかし紗矢は、２０２３年を迎えた頃から幻聴が増えたらしく、頓用のリスペリドンがそれまでは夕方1回だったのだが、2回に増えて、朝夕に服用するようになっていた。

4月の旅行――2泊3日の混乱

夫が友達とタイへ旅行に行くと言う。それならば、同じ時に夫以外の家族みんなでどこかへ旅行に行こうという話になった。紗矢の調子が安定しているとはいえリスペリドンを2回使っているし、県外とか公共交通機関を利用することは無理だと考えた。そして、滞在したことのある海が見えるホテルに決めた――そのホテルは去年の8月に夫と姑がコロナ感染した際に、私、長女亜矢、孫娘（亜矢の子）、紗矢の四人が避難したホテルだった――。今回の旅行もその四人だ。姑は留守番をすることになった。

4月21日～23日、2泊3日でホテルを予約した。

出発の4月21日金曜日は、デイケアでは動物園へ遠足の予定が組まれていた。疲れすぎると幻聴が増えるので、その日は紗矢にデイケアを休むように話したが、動物園は楽しみにしていたので絶対に行きたいと言う。しかしまあホテルにチェックインのあとは、予約してある20時のフレンチディナーまで時間もあるし、いいかな?と、とうとう私の方が折れて、紗矢の望み通り遠足にも参加した。

デイケアへはいつもより少し早めに迎えに行き、書店でそれぞれ好きな雑誌を、スーパーではおやつや飲料を買った。そして夕方にチェックイン。７階のツインルームで、長女亜矢と孫娘は隣の部屋だ。

その後、紗矢と二人、穏やかな海を眺めながらのんびりとおやつを食べて過ごした。幻聴の訴えもなかった。亜矢と孫娘も、仕事と中学校がそれぞれ終わって二人でやって来た。

20時から夕食、四人とも運ばれてくる上品な料理に舌鼓を打ち、その後温泉。いつもの時間よりは遅くなったが、23時頃には普通に就寝した。――紗矢は今日幻聴の訴えはなかったなあ、やはり何かに夢中になっていると、落ち着いているのかな？　それならば、また度々このホテルを利用しようかな。……などと、私は翌日に起きる大変なことなど予想もせずに、呑気《のんき》に考えながらいつの間にか眠りに落ちた。

翌日の22日土曜日は、まだ行ったことがなかった美術館へ紗矢と二人で行く予定にしていた。亜矢と孫娘はホテルで本を読んだりして過ごすと言う。朝６時に起きて、私と紗矢はそれぞれ温泉とシャワーを簡単に済ませ、一緒に７時からの朝食バイキングに並んだ。お腹いっぱい食べて満足そうな紗矢を見て私も幸せな気分になった。こんなにも病気が良くなったことをありがたいことだと思った。笑いながら写真を撮って夫にライン（LINE）で送ったりした。

美術館までは１・５キロほど距離がありそうだった。バス停で10分ほど待って、乗車。バスの中はぎゅうぎゅうだったが、紗矢は誰に触れても大丈夫になっているので問題なく、右手に海を見ながら約５分で到着した。

宗教画が多く、怖い絵もあった。紗矢は裸婦の絵画を見て「うわ、裸だ」とクスッと笑い、舟を漕ぐ様を描いた絵画を見て「この人、○○（知り合い）のおじさんに似てる！」などと無邪気な感想を述べていた。

11時半になったので、早めのランチに美術館内のレストランで海鮮丼を食べた。少し休憩後、再び絵の鑑賞。その頃からだっただろうか？　紗矢が「なんか誰かが喋って喋って……」と幻聴を訴えだしたのは。しかし、いつも幻聴は時々少しある。「これ幻聴だね。無視しとこう」と自分で言える範囲だった。

13時半になり、カフェで早めのおやつにし、ケーキとコーヒーで休憩した。

14時になり、絵画もあらかた鑑賞したし、紗矢が疲れてはいけないと思い、ホテルに帰ることにした。すぐにバスは来ないので、歩いて帰る。紗矢は、途中何度も「疲れた」と訴えたが、「ほらがんばれ、あとちょっと」などと励ましながら一緒に歩き、ホテルに14時半頃着いた。部屋へ入ってサイドボードに並べてある薬を見て、朝の薬とリスペリドンが残っていることに気づいた。紗矢は「あっ、忘れてた！」と服用した。美術館で訴えた幻聴は服薬が遅れたことに原因があるのだと思った。

その日の夕食は和食を中心としたバイキング、紗矢は寿司、うどん、天ぷら、焼きそば、卵ご飯。機嫌よくたくさん食べた。1時間半ほどの食事中も不調の訴えはなかったので、私は美術館での幻聴のことはさほど気にもしていなかった。大浴場の露天風呂へ入ってすっきり。

「明日は海沿いをドライブしようか?」「うん、行こう行こう」などと話しながら、ベッドに入った。

しかし、紗矢は眠そうに見えたのだが、その後全く眠れなかったのだ。何度もトイレへ行っている。もうすぐ眠るだろうと黙っていたのだが、とうとう午前2時。ずっと我慢していたらしい紗矢が突然喋り始めた。

「お母さん！　なんかずっと聴こえる。誰かがついて来てる。そこに誰かいるよ！」と。あまりにも大きな声でまくしたてるので、長女と孫娘の部屋とは反対側の隣の部屋から物音がして、その後なにやら短い話し声が聞こえた。これはいけないと思い、「紗矢、今から家へ帰る?」私が起き上がると、紗矢も慌てて起き上がり、「帰ろう。こんなところ、もういられないよ！」と言う。二人で慌てて荷物をまとめた。フロントに電話を入れて、地下駐車場を開けてもらい、2時半頃にホテルを出発、真っ暗な中、車を走らせて4時半頃には自宅に着いた。まだ真っ暗だった。とにかく、一度ぐっすりと眠らせる必要があった。不眠はいけない。

紗矢の部屋へ入り、ベッドで横になるように言うと素直に応じた。私も紗矢の部屋で布団を敷いて横になった。紗矢も眠ろうとしているのだが、ますます眠れない。

午前8時頃、突然起き上がり西側の小窓のカーテンを開けて、外を見て叫んだ。

「お母さん！　道路が割れてる！　あー！　危ない、あの車が今事故しそうになった！　そこ！　見て！」

どれどれと、一応私も一緒に窓から外を見てみる。「えー？　どうもなってないよ。大丈夫」

「うわー！　隣の家が燃えてる！」と、やっぱり外を見ながら、恐怖の表情だ。こうなると、それは幻覚という症状だから心配ないという説明は全く通じない。

エアコンの下の壁紙が少し剝《は》がれているのを見て「家が壊れる！　こんな家にいられない！早く逃げよう！」と1階へ走り降りて、勝手口から外へ飛び出して行こうとする。

「大丈夫。この家は、じいちゃんが頑丈に建てたから壊れない。道路が割れてるなら、出て行ったら危ないよ」と必死に阻止する私。

「そうかそうか」と引き返す紗矢。

紗矢が「エアコンが落ちてきてケガをする」と言うので、二人でベッドの位置を変えた。

「警察へ電話して」と紗矢が言う。

「さっきしたよ。パトロールしてくれるって」と言うと紗矢は少し安心する。

紗矢は必死だが、こっちも必死だ。最近は調子が良かったので忘れていたが、こんな場面は何度も通り抜けてきたではないか！と自分を鼓舞した。

朝食後の薬とリスペリドンを自ら服用した。やはり眠らない。11時になった。空腹を訴えはしないが、満腹の方が眠気がくるだろう。私も何も食べていない。

「朝も何も食べてないし、一緒にカップ麺でも食べる？」

「うん、そうする」

二人で1階へ降りた。

「あー！」紗矢が廊下の途中で立ち止まり、首を押さえて突然聞いたこともない高音の大きな声を出した。「のど、変じゃない？」

以前に喉の違和感を訴えた時にもしてやったように、「大丈夫、どうもなってないよ」と、私の冷たい指先で紗矢のぽっちゃりとした首を撫《な》でてやった。

何種類かストックしてある中から、好きなカップ麺を選んでそれをカウンターに置いた後、また突然に首と顎のあたりを両手で押さえて「何これ！」と表情をゆがめ、何とも言えない異物感を喉に感じているらしく、続けて、悲愴《ひそう》な声で「助けてー！」と叫び、私に思い切り抱きついて涎《よだれ》を垂らした。その後、立っていられなくなったのか、80kgの大きな体は私の足元に崩れ、同時に叫び声をあげ始めた。私は慌てた。姑を呼んだ。救急車を呼んだ。紗矢はうつぶせに座り込み、「うおーうおー」と叫び続けた。話しかけても応じない。叫ぶ以外は何も訴えない。

到着した救急隊はバイタルサインや反射などをチェックして、器質的には問題がないだろうということを確認し、私が話した鳴門シーガル病院へ連絡してくれた。ちょうど澤田先生が日直をされていた様子で、救急隊員が電話口で「澤田先生」と言っているのを聞き、私はその時点で、すっかり安心して気持ちが楽になった。私は替わって電話に出て様子を伝えた。

マジックテープで担架に張り付けになった紗矢と付き添いの私を乗せた救急車は、昼12時過ぎに出発した。車中でもまだ叫び続けていた。わけのわからないリズムに乗った言葉の最後に「あっぷっぷー」と発声していて、気持ちに余裕が出てきた私は思わず少し笑った。

静かになったので、話しかけてみたが、ぼうっとして応じない。

三人の救急隊員の中で一番若い一人が「ここはそっとしておきましょう」と言い、続けて「最近嫌なこととか、なかったですか?」と私に質問してきた。「いいえ、全然。楽しいことばかり」と即答し、夫に送ったライン（LINE）の写真を数枚見せた。その隊員は、なるほどという表情でその写真を見ていた。

担架に張り付けになったままの紗矢を乗せた船が病院の港に到着すると、澤田先生はじめ4~5名のスタッフがストレッチャーを押して急ぎ足で迎えに来てくださった。雨宮さんもいる。本当に皆さんが救世主に思えた。今朝方からの緊張感がほぐれてきた。

診察室でも紗矢は喋らない。私が「誰かわかる?」と問うとうなずく。澤田先生を指して「誰?」と問うと、ほんの小さな声で「さわだせんせい」と即答した。

ゆっくりとストレッチャーから降りた紗矢はフラフラしながら診察室の隅を指さし、一心に歩いて行こうとする。澤田先生と看護師が両脇を抱えて、病棟へ連れて行ってくれた。

翌日に面会に行くと、もういつもの紗矢に戻っていた。澤田先生と話して、少しの間入院させてもらうことにしたのだが、どうも紗矢は入院すると刺激が強すぎるのか、落ち着いて過ごせなくなった。

そして、入院患者との会話で「気になること」ができたので、その相手に確認したというのだ。焦った。『アルジャーノンに花束を』のチャーリーのように元に戻ってしまうのではないかと不安になった。しかし、澤田先生からの連絡では、少し確認しただけで終わったとのことだったので、ほっとした。私たちだって、話した相手に内容を確認することは時折あるのだから、その程度だと理解することにした。

5月の退院

その後、3週間で退院してきた。5月15日に退院した後、10日間ほどは幻覚が強く怖がるので、私と夫のどちらかが紗矢と一緒の部屋で寝て、「大丈夫、助けるから」と言いつつ眠るまで見守った。「汚れ」の強迫症状がなくなったので、そばにいてこんなことも普通にしてやれるのだ。

その後、再び週3回デイケアに通うようになり、生活を取り戻した。アリピプラゾールは服薬忘れがないようにと、1カ月に1回の持続性注射剤に変更となった。

欲望としずかちゃん

退院後、徐々に幻覚も治まって安定してきた。強迫の症状も消え去ったままだ。とはいえ、紗矢は早朝に私たち夫婦の部屋へやって来て、「助けて！　私の部屋に犬が何匹もいる！」と訴えることもあった。そんな幻覚の訴えに慣れている私たちは、どちらかが紗矢の部屋へ入っていき、「こらこら、シッシッ」と、さもそこに犬がいるかのように追い払ってやる。「あーいなくなった。ありがとう」と紗矢は安心する。そんなこともしばしばだった。

強迫の症状が強かった頃は「一生、お母さんと一緒に家で過ごす。仕事もしないし、結婚もしない」と言っていたのだが、この頃から、欲望があれこれと出てきた。

「スマホを持ちたい。仕事がしたい。車の免許を取りたい。友達が欲しい。彼氏が欲しい。結婚したい。子供を産みたい」などと、ハイテンションになり妄想のようにたびたび言うようになった。私は、紗矢がまだ10代の頃にたびたび「北星余市（北星学園余市高校）へ行きたい！」と言い出し、私たちを困らせたことを思い出していた。

紗矢は、自分も仕事さえすれば両親や姉のように職場で知り合った友達ができるものと思い込んでいるようだった。

「今はデイケアへ通うことが必要、ゆっくりいこう」

「なんで？　このまま一生、デイケアへ行けってこと!?　友達と遊んだり、彼氏とデートしたりしたいし、結婚して子供も産みたいもん！」

東京に住みたいと言い始めたのも、この頃だ。人口の多い東京へ行きさえすれば、すぐさま仕事も友達も彼氏も見つかるものと思っているらしかった。姉の亜矢がかつて東京で暮らしていたことも影響しているのだろう。

「東京の専門学校へ行きたい」

「紗矢は高校を出てないから無理」

「じゃあ、東京のホテルでウェイトレスでもする」

「急には無理」

「なんで？　東京へ行って、ハローワークに行けば大丈夫だってば」

「急には雇ってくれないよ」

「なんでー?!」

納得しないので、「紗矢は病気だから、地元の作業所で頑張ってから、真本先生に意見書を書いてもらわないとハローワークへは行けない。それに、仕事をしてもすぐに友達や彼氏ができるわけではない」などと、たしなめる。すると紗矢は「どうして、そんなふうに、何もできないって言われなきゃなんないの!?　もうこんな家、早く出たい！」と憤慨する。仕方なく「そうだね。夢に向かって頑張ろう。できる、できる。紗矢なら大丈夫」と言うしかなかった。

予定のない日にはたいてい2～3時間はしていた昼寝もしなくなり、「どこかへ行こうよ！

家にいるのは、退屈！　退屈！」と連呼するので、私はまた以前のように北へ南へとスイフトを走らせるのだった。車中での会話は、自分の将来についてのあれこれだ。

デイケアでも紗矢は何度も「ウェイトレスになりたい」と繰り返した。

「私、ウェイトレスになりたい」

「それなら簡単な計算ができることが必要だね」

デイケア担当スタッフの木本《きもと》さん（仮名）の提案で、紗矢は小学生の計算ドリルを始めた。足し算や引き算の問題に取り組むのだが、やはり足して10以上になる計算は困難な様子だった。教えてもらって少し筆算ができた紗矢は調子に乗って「できた、できた。これなら専門学校にも行けるかも？」などと言う。どう考えても能力に見合わないのだが、発達障害の紗矢は自分の能力を客観視できず現実が見通せないのだろう。姉に加え10人ほどの従妹《いとこ》たちのほとんどが、県外へ進学や就職をしたり、学校や職場で友人ができたり結婚相手を見つけたりしていたので、自分もいずれは同じことができると思い込んでいるのだった。

こんなハイテンションな日がほとんどなのだが、6月頃から逆にテンションの低い日が現れるようになってきた。そんな状態の紗矢のことを私と夫は密かに「しずかちゃん」と呼ぶことにした。

しずかちゃんは週に1～2回やって来る。それはデイケアに参加した日に多かった。迎えに行くとしずかちゃんは無表情で車に乗り込み、喋らず、話しかけても短い返答しかしない。

紗矢の場合、夕食のお好み焼きにかけるソースはたっぷりだが、しずかちゃんはほんの少しだ。紗矢の場合、お腹いっぱい食べても「もうこれで晩ごはん終わり?」と訊《き》いてくるのだが、しずかちゃんの場合、その日の夕飯がカレーライスでもサラダだけ食べて終わらせる。

紗矢は決まって一番風呂だが、しずかちゃんは入浴せずに就寝しようとする。私が「お風呂は?」と声を掛けると、「え? ああ、まだだった……」とつぶやくような小声で言って浴室へ向かう。

しずかちゃんは認知機能が著しく低下している。しずかちゃんは、なぜか5分に1回トイレへ行ってトイレットペーパーを使い過ぎてトイレを詰まらせる。

そんなしずかちゃんは5~6時間が経過すると突然いなくなり、「お母さーん! 今日デイケアで……」といつものお喋りの紗矢が還《かえ》ってくる。

しずかちゃんは、とても扱いやすい――トイレを詰まらせる以外は。

とはいえ、私たち夫婦はこうした変幻きわまりない紗矢への対応に苦慮していた。

作業所へ行こう

「仕事をしたいのならまず作業所から」という私の話に一応納得した紗矢は、「作業所へ行きたい!」「作業所! 作業所!」とあまりにも執拗《しつよう》にデイケアでも言いつのるので、木本さんが「障がい者相談支援サービス」の精神保健福祉士の三池《みいけ》さん（仮名）を紹介してくださった。三池さんはアラフォー女性だ。経験が豊富で、紗矢の要望を「そうか、そうか」と熱心に聴いた上、作業所に通うことを目標にした計画書を作って作業所を紹介してくださった。地域に頼れるスタッフができて心強かった。

9月28日に紗矢と共に作業所体験に行った。シイタケやサツマイモなどの食品を扱う作業所だ。紗矢は友達や彼氏ができることを期待していたのだが、スタッフからは連絡先の交換を禁じられた。そもそも紗矢の望む友達や恋愛の対象者がいないようで落胆した様子だった。

その翌日の夜に、紗矢は険しい顔をして、「10月になったら真本先生に許可をもらって東京へ行く！」と言いだした。

入院や旅行の時に使用するピンク色のキャリーケースをクローゼットからガタガタと引っ張り出し、衣類をグチャグチャに詰め込んだ。さらに「食器も少し持っていこうかな？」と食器棚の前をウロウロする。私が努めて穏やかに「それは向こうで買ったら？」と言うと、「そうだね」と紗矢は納得して、ようやく自分の部屋へ引きあげた。

真本先生の魔法

10月2日、真本先生の診察の時、紗矢は先生に切実に訴えた。

「先生、明日、東京へ行きたいので許可をください。早く結婚して子供を産みたいんです。私もう34歳なんです。焦っているんです。早くしないと！」

「今じゃない。夢は簡単には叶わない。したいことと、できることは別だよ」——真本先生は、紗矢の繰り返されるどんな突飛な話も、決してないがしろにすることはない。

「東京で働いて、友達と彼氏を作って、ランチとかディナーに行きたい！」

「仕事をすることとイコール友達や彼氏ができることではないよね？　別の話だよね？　今はまだ、しっかりと足元を見て生活するように。気持ちのコントロールが必要。作業所はせめて2年は頑張って続けようか」

「じゃあ、いつ普通の仕事ができるんですか？　2年後にはできるんですか？」と紗矢は真本先生のお墨付きを得たくてやきもきしている。

真本先生は「先のことは今は決められない」ときっぱり言ったり、「急がないほうがいいよ。僕だって思い通りにならないこともあるよ……」と、しみじみ語ったり、緩急をつけてくるあたりはさすがだ。

「えー？　そうなんだ……」と少し納得する紗矢。

「そりゃあそうだよ」と再びしんみりと言う真本先生。

同じような会話が数回繰り返されて、最後には「そうですよねー、急には無理ですよねー」と紗矢は素直に答えたのだった。

家ではあんなにハイテンションで聞き分けの悪かった紗矢が、真本先生と話すと魔法にかかったように素直に返答している。

紗矢は10月19日から作業所へ通い始めた。

作業所へ通い始めて2回目の10月23日のことだ。その日、作業所から帰ってきた紗矢は興奮気味だった。紗矢にどうしてもとせがまれて、真本先生に電話をした。――その後も真本先生には何度も診察以外の日に電話をすることになるのだが、その都度、澤田先生と同様にきちんと電話口で対応してくださる。どれほど、私たちにとって安心感があることだろう――。

紗矢が私のスマホから真本先生に訴える。

「友達も彼氏もできないなら、作業所なんかもう行かない！　ハローワークで仕事を探してもらう！」

「仕事の練習を作業所でやってからにしよう」

そのように真本先生は説明をしてくれたのだが、電話では魔法の効果は少々薄いのかもしれない。電話を切ったその後、紗矢は「ハローワークへ行ってくる！」と家を飛び出した。とても私の話を聴く余地はない。ハローワークへは歩いて40分ほどだ。紗矢は、その方角はぼんやりと知っているが、そこへまだ行ったことはない。私は慌てて、三池さんに電話をして事情を話した。すぐに三池さんはハローワークの障がい者担当に電話で紗矢のことを伝え、私に「これでもし、紗矢さんがハローワークへ行ったとしても、対応してもらえます」と連絡をくれた。

本当に頼れる人だ。1時間半後に、紗矢は帰ってきた。いや、帰ってきたのはしずかちゃんだった。「どうだった?」と尋ねる私に「ダメだった」と返答するだけだった。どうやら、ハローワークへはたどり着けなかったらしい。

その後もどうしてもハローワークへ行きたいと訴える紗矢を、のちに三池さんが実際に連れて行ってくれた。ハローワークでは、担当者から用紙を渡されて「この主治医の先生の意見書が必要です」と説明を受けた紗矢は、真本先生に診察のたびに「先生、意見書を書いてください!」と迫るのだった。

なんだかモヤモヤしながらも紗矢は、作業所に週2回、一回3時間、通っていた。

通いだすと、人懐っこい紗矢はスタッフやメンバーと楽しく作業をするようになり、生まれて初めて給料をもらったことが嬉《うれ》しくて、私たち両親に四合瓶の日本酒を買ってくれた。

それでも紗矢は東京行きを諦めたわけではなく、周りの人の助言に納得したりしなかったりした。真本先生には一週間に一度魔法をかけてもらった。

東京へ行きたい

年の暮れも近づいてきた12月16日、その日の紗矢はハイテンションだった。22時に突然、私たち夫婦の部屋へやって来た。

「明日東京へ送って行って！」

「今は急には行けない。仕事もできないし、住むところも決まっていないし、お金もないし、紗矢は病気だから……」などといつものように私と夫の二人がかりでいくら説明しても、何度も私たち夫婦の部屋へやって来る。「マンションを借りるなら保証人だって必要だし……」などと重ねて説明しても、紗矢は「どうして？　なんで⁉　連れてって！　連れてって！」と小さい子供のように地団太を踏み、「連れてってくれないなら、自分で行く！」と、ガタガタとピンクのキャリーケースをまたしても運び出してくる。

ようやく紗矢は朝方に眠ったが、3〜4時間で起きてきた。これはもう入院させてもらうしか仕方ないと考えていたら、私たち夫婦の部屋へ入ってきた紗矢が言う。

「先生に保証人になってもらって、今日東京へ行く！　シーガル（鳴門シーガル病院）へ連れてって」

これは渡りに船だ。紗矢が、どうしても今日診てもらう先生に渡したいという大きなシュークリームを5個買って持参し、受診した。紗矢はシュークリームが大好きなのだ。その日は日曜日、紗矢と同年代の男性医師矢野《やの》先生（仮名）が診察してくださった。

診察室へ入るなり、紗矢は愛想よく、シュークリームの箱を差し出した。

「先生どうぞ。シュークリームです。今日東京へ行きたいので、保証人になってください」

紗矢と初めて対峙《たいじ》した矢野先生はキョトンとした表情で、その箱と紗矢の顔を交互に見つめ、開口一番「え？　買収？」とつぶやいた。

それがあまりにも可笑《おか》しくて、深刻な面持ちで横に控えていた私と夫は思わず噴き出した。そんなことには頓着せず、紗矢はヒートアップして喋り続ける。

「今日で薬もやめて、東京へ行く！　もうイライラしてる！」

矢野先生は、繰り返されるそんな話を長い時間をかけて聴いて、じっくり説得を続けてくださった。

私と夫は紗矢をそのまま入院させたかったのだが、思惑が外れ、紗矢はとうてい入院を納得する様子ではなかった。仕方なく、紗矢を連れて帰るしかなかった。

帰宅しても納得のいかない紗矢は、とうとう家を出た。「行ってきまーす！」と大声で吐き捨て、勝手口を勢いよくダンッと閉めて、ピンクのキャリーケースをゴロゴロ転がして寒風の中、JRの最寄駅へ向かったようだった。どうせすぐ帰ってくるだろうと高《たか》をくくっていたのだが、2時間経っても帰ってこない。所持金は4万9千円だ。そのまま放っておくこともできないので警察に「行方不明届」を出した。18時41分、私のスマホが鳴った。公衆電話からだった。紗矢にはスマホを与えていないので、公衆電話から掛けてきたのだった。

「今、岡山。焼き鳥食べて、生中《なまちゅう》（生ビール中ジョッキ）飲んで1600円だった。迎えに来て」

どんなふうに尋ねてもどこにいるのか皆目わからないので、紗矢に「すぐ近くの交番へ行って」と告げた。その後、岡山の警察から連絡が入った。夫と二人、ブラックコーヒーを入れた白いマグボトルを手に、レガシーアウトバックに飛び乗り、岡山中央署を目指して高速道路をぶっ飛ばした。

数時間後、軽く酔っ払っているらしい紗矢は、東京行きの新幹線「のぞみ」の乗車券を黒いバッグの中から取り出し、おずおずと差し出したのだった。

翌日はクリニックの真本先生の診察だった。

診察の日は前日に比べると紗矢の衝動性は治まり、安定していた。紗矢は真本先生の前に素直に座っていたが、紗矢の意志は揺らいでいなかったらしい。

「2年後東京へ行ってもいいと約束してくれますか？」

「今、2年先のことは決められないよね」と、いつもの優しくて真剣なまなざしの真本先生。

「そうですよねー」

その日もとりあえず真本先生の魔法は掛かったようだった。

２０２３年12月、この時点での処方内容は前年の２０２２年末と同じだが、幻聴が強めの時にシクレスト舌下錠５㎎を適宜使用。

２０２４年　35歳

スマホ

そんなこんなで、２０２４年になった。パリでオリンピックが開催される年だ。ウクライナやイスラエルでの戦闘は終結していない。

紗矢は作業所でもらった給料が貯まったので「どうしても欲しい」とスマホを買った。高校生レベルのあんしんフィルターをかけ、限度額を超えると動かなくなる契約にした。使用料金も紗矢が作業所でもらう給料で払える範囲である。

早速、紗矢の叔母《おば》や私の友人などとライン（LINE）交換をして、紗矢は起きてから寝るまでずっとスマホばかりいじっていた。音楽を聴いたり、行ってみたいカフェや働きたい東京の居酒屋やレストラン、あるいは将来住んでみたい東京のマンションなどの検索をしていた。

――公園や歯科医院や整骨院、どこへ行っても９割の人はうつむいてスマホを見ている。これは本当に大きな社会問題だ。しかし紗矢に社会問題はまったく無縁だ。紗矢にとってはそんなふうに世間一般の人と同じことができることに大満足なのだろう。ずっとスマホをいじっている。「スマホを持つ」という、一つの夢がかなった紗矢は、他の全ての夢も順番にかなえることができると信じ込んでいた。

一方、週に1～2回やって来るしずかちゃんは、スマホが使えなかった。まずスワイプができない。じっとスマホの画面を見つめ、人差し指を当てたまま微動だにしない。優しく教えてやると、スワイプはできるようになったものの、ネット検索したりラインでメッセージを送ったりといったことはできないようだ。

家出、再び

3月20日、紗矢がまた家を出た。スマホにも少々飽きてきた頃のことだった。「女の一念岩をも通す」かどうかは知らないが、揺るぎない意志を持ち続けている紗矢の衝動に再び火がついたのだ。

前回の家出の状況と同じだ。ピンクのキャリーケースをガタガタゴロゴロ引きながら、「行ってきまーす！」という大声とともに勝手口を勢いよく音を立てて閉めて行った。

興奮している紗矢を阻止することはできない。私も腹が立っていたので「どこへでも行けばいい」と自棄《やけ》になりながらも、我ながら慣れたもので、家を出た時間と紗矢の服装と持ち物全てをメモした。「行方不明届」に必要な情報だからだ。前回の家出は昨年12月で、岡山にいる紗矢から電話がきたのだった。今回の所持金は2万6千円。

「今回は、どこまで迎えに行くことになるかな？」と夫と話していた。

家を出た紗矢は、JRの車内で作業所スタッフの藤原《ふじわら》さん（仮名）に偶然出くわしてしまった。紗矢の出《い》で立ちは目立つから気づかれたのだろう。電車から一緒に降りて紗矢に事情を聴いた藤原さんから、私に「迎えに来ますか？」と電話があった。紗矢はスマホを持っているはずだが、直接連絡は来ない。紗矢に腹を立てていた私は「ＪＲで帰ってくるように言ってください」と藤原さんに返答した。藤原さんは用事があって電車で移動中だったので、さぞ困ったことだろう。紗矢をとてもそのままにはしておけないと思った藤原さんは、奥様をその駅へ呼び寄せ、奥様が車で紗矢を自宅まで送ってくださった。そうして、紗矢は家出から約1時間後にあっさりと帰宅したのだった。

平身低頭して詫《わ》びる私に藤原さんは「いやいや、ご両親だけで面倒を見るのは無理な話ですからね。いいんですよ。気にしないでください。また何かあれば相談してください」と言ってくださった。また一人、地域に強い味方ができたようだった。

3月21日、真本先生の診察を受けて、いつものように魔法を掛けてもらった。しかし、今度の魔法の効果はたったの一日だった。

入院、再び

3月22日、夜遅くに、紗矢は「もうこんな人生嫌だ！　死にに行く。走っている車に轢《ひ》いてもらう」と言って玄関から飛び出した。それを止めようとして夫が紗矢の腕を摑《つか》む。夫のその腕を私が摑む。

「したいようにさせよう。おそらく死んだりはしない。もしも、走っている車に飛び込んだりしたら、その人には気の毒だけど、仕方ない」

私がそう言うと、夫も諦めた。

想定どおり数分後に帰ってきた紗矢は「くすり、くすり」と言ってリスペリドン内用液を服用した。幻聴も増えてきたようだった。紗矢はその後「入院させてください」と鳴門シーガル病院へ電話をかけたらしい。紗矢は自分でもわけの分からない脳の中のざわめきを抑えることが不可能で苦しくなってきたようだった。

翌日、ピンクのキャリーケースをスイフトに積み込みながら「家にいるよりも病院にいるほうが楽だと思えるんだから、入院したほうがいい……」とつぶやき、雨の中、鳴門シーガル病院へと向かった。

あとがき

強迫症に苦しんでいた紗矢はｒＴＭＳの治療を受けてその症状がなくなり、本人も家族も本当に生活がしやすくなった。そしてなによりも、私は自分だけが紗矢の面倒を見なくてもよくなったことがありがたい。今はサポートしてくださるさまざまな方々に紗矢を委ねられるのだ。澤田先生やスタッフの皆さんが、退院後にデイケアへ通うことを目標にしてくださった時、私たちは「そんなことできるはずがない。無茶なことを」と思ったのだが、実現したことがすごい。澤田先生がその目標に向かい、ｒＴＭＳや薬物療法、行動療法だけでなく、紗矢と長い時間の関わりの中で、精神的な支援を含め、他のスタッフたちとの連携など、あらゆることに尽力してくださったおかげだと思っている。澤田先生と鳴門シーガル病院の方々は、紗矢のみを救ったのではなく、私たち家族はもちろんのこと、私たち家族に関わる多くの人たちをも救ってくださったのだと感じる。

退院後、一年半は平穏な生活であったが、再び紗矢の病状は形を変えて心配な状況となってきた。

「強迫症状の消失とともに、それまで抑えられていた欲動が表面化したのでしょう。衝動は動作の開始が制御できない。強迫は動作の終了が制御できないので、親和性が高いのかもしれません」

そう澤田先生から説明があった。なるほどと納得する。

紗矢に「もう大丈夫」は決してない。困った出来事が起こり、私たちはまた苦慮するだろう。しかしそれは、誰の人生でも同じことだ。むしろ、紗矢の場合は、ある程度その内容が想定できるので、心構えができるというものだ。あらゆる人の助けを借りる心の余裕もできている。

紗矢はこれからの人生を病院などの施設で過ごすことが多くなるかもしれないが、かわいそうだということはない。その時その時に関わる人たちと一緒に過ごすことが、紗矢にとっては大切な日々であり、その全てが紗矢の人生を形成しているのだ。今、紗矢が欲しいもの、それは友達と彼氏だ。今まで紗矢が欲しい洋服や靴などの物はたいてい買ってやれたし、カラオケや旅行に行くなどの望みは叶えてやることができた。しかし、友達と彼氏については私にはどうしようもない。紗矢が希望を持てて、実現可能な、そして関わる人がこぞって応援してやれる夢とは、いったい何なのだろうか？

私たち両親が紗矢よりも長く生きて、紗矢の最期まで世話ができればいいが、おそらくそうならないだろう。しかし、鳴門シーガル病院に出会ったのだから、安心して先に死ねそうだとも思っている。昭和のボクサーでありコメディアンでもあった、たこ八郎が「迷惑かけてありがとう」という名言を残しているが、私は紗矢に言いたい。「迷惑かけてくれてありがとう」。

紗矢が私という人間を育ててくれたのだ。

本書では、紗矢が生まれてから今までの35年間を綴《つづ》ったのだが、夫あるいは舅《しゅうと》や姑《しゅうとめ》、義祖母などとの人間関係については詳しく触れていない。親戚の多い大家族に嫁ぎ、橋田壽賀子ドラマ『渡る世間は鬼ばかり』並みに、当然いろいろなことがあった。出奔もどきも2、3回あったろうか。夫とは意見の食い違いが生じることも多々あり、言葉を交わさない日々が続いたこともあった。しかし、それらのことは一般的によくありがちな、記すに及ばないような些末《さまつ》な出来事でしかない。何もかもすべて、紗矢の存在にかき消されてしまうのだ。私たちは今、家族でいるのだからそれでいい。

最後に、体験記としてまとめることを勧めてくださった鳴門シーガル病院の澤田医師に感謝申し上げます。作業に集中している時間は、生活の中で最も充実した時間でした。また、最初の段階から文章がいくらか出来上がるたびに目を通して、感想や意見をくれた読書好きの長女にもありがとうと伝えたいと思います。そして、この本を出版するにあたり、執筆段階から完成までの間、指導してくださった星和書店の桜岡さおりさんに感謝致します。

発刊に寄せて――感想と解説――

鳴門シーガル病院　澤田和之

これは強迫症（強迫性障害、ＯＣＤ）という得体の知れない病気、それがもたらす苦しみと絶望感がちりばめられた長い道程を二人三脚で歩み、やっとのことでなんとか安楽を見出せる今にたどり着けた母子、家族のきずなの物語である。読者の皆様はどのように感じられたであろうか。ご本人の幼少期のエピソードから始まり、その後の病状の変化の過程が見事に描かれている。またお母様自身が医療従事者であり母親としての主観的な視点のみならず、そこから少し離れた立場での客観的な視点も添えられている。そして実際に反復磁気刺激（ｒＴＭＳ）療法を受けられている段階でのご本人の微細な行動の変化などは、常に寄り添われてきたがゆえの鋭い観察眼で描かれているので医療上も稀有で貴重な記録である。強迫症の重症度を測るエール・ブラウン強迫観念・強迫行為尺度（Ｙ―ＢＯＣＳ）検査を入院時に行ったところ、強迫観念16点、強迫行為16点の計32点であり、重症度としては極度（32点～40点）「生活での機能の障害が重い。生活の大半が症状に費やされ、周囲の人の援助が多大に必要であり、引きこもり状態の人が多い」と判定された方である。それが現在では0点で強迫症に該当せずとの判定になり、しかも再発が見られていない。にわかには信じ難いが、紛れもない事実である。物語の流れからわかるように、現在国内で普及している強迫症の既存の治療法を超える治療効果がｒＴＭＳ療法によって事例的に示された。

ところで皆様は徳島県鳴門《なると》市と聞いて何を連想されるであろうか。何も思い浮かばない方もおられるであろうが、多くの人は「鳴門の渦潮」を思い出されるのではないか。古来、舟が渦潮に巻き込まれた場合、その多くが操舵《そうだ》能力を失い、舟の破損が大きければ乗組員は海に投げ出され、やがて海底へと引きずり込まれてしまう。渦が巻く海域とはそれほどに恐ろしいものである。しかしよそ者にはかくのごとく恐ろしい場所であっても地の利に詳しい地元の人間にとっては強力な盾にもなる。戦国時代末期、四国制覇の野望を抱いて本国土佐から阿波《あわ》へと進軍した長曾我部元親は阿波三好家の本拠地、勝瑞城《しょうずいじょう》を攻め落として瞬く間に阿波の大半を手中に収めた。ただ小鳴門海峡《こなるとかいきょう》を挟んだ対岸の大毛島《おおげしま》に位置する土佐泊城《とさどまりじょう》だけはどうしても攻め落とすことができなかった。激しい潮流と逆巻く渦潮に島への上陸を阻まれたわけである。やがて上方から続々と豊臣秀吉の援軍が土佐泊城を拠点に集結し、その圧倒的な勢力によって元親の野望は海の藻屑《もくず》と潰《つい》えた（土佐泊の地名は平安時代の歌人、紀貫之の「土佐日記」にも出てくる。京の都、大阪と土佐を行き交う船の風待ちの場所であったことからこの地名がついた。戦国の合戦で破竹の勢いに乗じて淡路へと向かおうとした土佐勢の足がここで堰《せ》き止められ、文字通り「土佐止まり」となったのは時を超えての歴史の皮肉であろうか）。この戦国の史実からもわかるように、渦とはその内側にいる者にとっては自分を守る強力な味方になるが、その外にいる者にはむやみに立ち入れば引きずり込まれて自らを疲弊、瓦解させる恐ろしい罠《わな》となってしまう。

この本で取り上げられた強迫症は、自分の症状による自分の苦悩だけでは完結せず、周囲の人をその病理に知らぬ間に巻き込んでしまうことがある。強迫行動とは一言で言えば「行動の終了を円滑に行えなくなった状態」である。行動を終了しようとしても自分の内部から突き上げてくる不安の波に襲われ、何度も心に引っかかる視覚的箇所を確認しようとする。「何か落としたのではないだろうか」、「何か忘れているのではないだろうか」、「本当にドアのカギをかけたのだろうか」、「自分の手に汚れは残っていないだろうか」など、さまざまな不安が頭に浮かび続けて自身の行動の終了がそれに阻まれてしまう。不安のレベルが一定程度に下がるまで何度も同じ場所を確認し、そこから立ち去ることができなくなったり、何十分も自分の手を繰り返し洗い続けてしまったりする。ひどい場合には自分なりの儀式を編み出して不安の軽減を試みる。そしてケースによっては周囲の人間にも自分の心配事項を気にする必要がないことへの確認と保証を求め、さらには儀式への参加を強要する。これらが常態化することを「巻き込み」と呼ぶ。強迫症の「巻き込み」についてトラウマや愛着の問題などさまざまな説が唱えられているが、もっとシンプルに考えて「行動終了」に必要な脳内の興奮性入力の減弱化ということではないであろうか。その入力が弱いがために不安を抑えきれなくなり、自力での行動の終了が困難となる。自分の視覚情報への信ぴょう性が下がることもその一因であり、それを補うために周囲の人間の視覚情報を言語化させ、その情報を受け取って自身の脳内回路にアクセルをきかせることで減弱した入力を強めて行動の終了を促す。周囲を巻き込み複数で行う儀式行為も本人ひとりで行うより入力を強めることができるからであろう。そのように私的には考察するが、詳しいことはわからない。いずれにしろ「巻き込み」現象に本人なりの切実な理由があることは明白である。しかし常時それに巻き込まれてしまう家族や周囲にとって日常は次第に耐え難いものへと変わっていく。この本は当事者の視点からではなく、そのような状況に陥った家族の視点から描かれている。医療者の私の視点からすれば、不安をはねのけて自身の行動を完了させる自己内の入力を強めることこそが病気を改善させ、「巻き込みの渦」を消す唯一の道だと思えるが、ただ思っているだけでは何の役にも立たない。生まれたての小さな渦はやがて大きな渦へと成長し、家族を中心とした周囲を信じ難い勢力で巻き込んでいく。きれいごとや理想論では済まされない進行性の病状が招く現実の厳しさ、過酷さがそこにはある。

私も含めた精神科医の仕事の一部は「自分の脳」で「他人の脳」について考えることである。常々思うことだが、人間は他人の脳について知ろうとすることによって自分の脳が「自分の脳」について知りたいという本能的な渇望や好奇心を満たしているのではないだろうか。そのように突き詰めていくことで哲学が生まれたのかもしれない。脳が関与していると考えられる精神的な病気には神経細胞間の情報のやりとりを行う神経伝達物質、神経細胞の構造や機能を支える微細なタンパク質、神経細胞を保護する役目を担っているグリア細胞の機能などミクロのレベルで疑わしき複数の容疑者がいる。脳を基盤とする精神の病気の解明のため病気を引き起こしている真犯人を探したいのだが、現状どれが主役でどれが脇役なのか、あるいは共犯なのか、それとも容疑者扱いされている可哀そうな無実の人なのか、それがさっぱりわからない。またある時期には主役であった者が別の時期には他の人物に主役の座を譲って脇役に引き下がる、あるいは無害の通行人へと変わるなど、ダイナミックな舞台上の変化が起こっている可能性さえある。そのためA説、B説、C説……と次々に仮説が生み出されては修正が繰り返されていく。またそれにも限界が来て各々の説の都合の良い部分を組み合わせた折衷案も生まれてくる。今、あるいは過去の現象についてそれが起こる仕組みに仮説を設定して時間をかけて妥当性を検証していく。そして長い風雪、さまざまな矛盾や批判に耐えてそれでも生き残った仮説がやがて真実として人々に受けいれられるようになる。それが本来の科学の姿であり、医学も科学の一分野と目されているのでそれでよいだろう。だが医学研究の世界はそれでよいとしても医療の世界ではまた話が大きく変わってくる。患者さんやそのご家族にとっては病状が良くなることが目的のすべてであって、医学で議論される病気の仕組みがA説であろうがB説であろうが、そういうことは正直どうでもよい。目の前に直面する治療困難な病気が本当に治るのであればそれが医療ではなく、滝に打たれながらの修行、霊能力者による霊視、宗教者による祈禱《きとう》などなど、効くのであれば何でもよいと藁《わら》にもすがる気持ちに誰でもなってくるし、当事者でもない無責任な外野が自身の勝手な価値観、正義感を振りかざし、ことさら騒ぎ立てて一方的に非難することはできない。非難するのであればそれに対する代案をきちんと示し、自らそれを実行して正しさを証明しなければならない。何かを固く信じる意志の発動それ自体で病気が良くなることさえありうる。「心頭滅却すれば火もまた涼し」、雑念なく信じ切ることで脳内のドパミン動態が変化し、それが痛みの主観的感覚に影響を与えることがわかってきた。パリオリンピック卓球の早田ひな選手は、負傷した腕の激しい痛みを「何としても勝ちたい」との強い気持ちにより一時的に減弱させ、個人銅メダルを勝ち取った。本人は試合直前の鎮痛薬の注射が奇跡的に効いたと捉えられているが、逆境での強い闘争心が試合中に彼女の脳内のドパミン放出を促し、下行性疼痛抑制経路《かこうせいとうつうよくせいけいろ》の活性化を引き起こしたのであろう。クマに突然襲われて死に物狂いで争った時、クマの一撃をくらってもその時はあまり痛みを感じない。痛みで体が動かなくなれば自分の死がそこで決定してしまう。なんとしてでも生き残りたいとの闘志によりドパミンが脳内へ大量に放出され、下行性疼痛抑制経路が活性化してその時間帯は強力に主観的な痛み感覚を抑える。そしてクマから逃れて無事に生き延びたと思った直後に猛烈な痛みにもだえ苦しみ、自分が大怪我を負っていることに初めて気づく。このように自分の意志で自分の状態を変えることが現実にできる。話を医療に戻すと、ミクロの視点で考えた場合、病気を引き起こす原因が一つに限られ、ある薬がそこをピンポイントに調節できればその薬は特効薬となりうる。しかし原因が複数以上に及ぶと、もはや特効薬の開発は期待できず、症状を軽くできても単独の薬で病気を完全に治すことは困難になる。働く仕組みが異なる複数の薬を服用する必要性が出てくるが、服用する薬の数が増えれば増えるほど副作用もそれにつれて残念ながら増えていく。

ここで一度ミクロの話を離れてマクロの視点から見つめなおしてみよう。ｒＴＭＳ治療に取り組むような医師は神経間の回路のことに興味を持っている。この神経回路は川の流れに例えるとわかりやすい。普段ゆったりと流れている川が台風や地震などの大きな自然現象に遭遇したとしよう。結果として多量の流木が流れてきて川の一部を堰き止めてしまう。台風や地震は人間にとっての大きなストレスと考えればわかりやすいが、その存在は自分で意識できる場合もあれば意識できない場合もある。ストレスはこの流木のように二次的な変化を招き、脳回路上であればミクロのレベルでさまざまな不具合を引き起こす。流木から始まった事象は連鎖反応的に不具合を拡張させてやがて川全体に大きな影響を与えていく。影響を受けた川の川底には土砂がたまり、ある部分では川の流れが極端に遅くなり、他の一部では猛烈な濁流で堤防が決壊して氾濫を起こし、付近の平地や他の川にまで水があふれだしてしまう。そうなると元の川の姿とは大きく変わってしまい、本来持っていた川の機能を十分に果たすことができなくなり、周囲にも混乱を巻き起こす。こういう状態を「病的な神経回路」と考えよう。病的な神経回路が生じるとそれは思考や行動に変化を及ぼし、やがて精神疾患の発症へとつながっていく。

ｒＴＭＳは直接、あるいは間接的に元々の川の水路に新しい水を外部から注ぎこみ、堰き止めている流木や川底にたまった土砂をゆっくりと流し去り、川の深さを元来の水準まで深くすることで川の流れを取り戻す働きに例えることができる。川底の堆積物がなくなり川底が深くなれば周囲にあふれていた水も次第に引いて元来の川の流れに近くなっていく。つまり最終的に元の正常な神経回路に近い状態へと変化していく。しかしかなり大雑把な回復作業であるためまだ不完全な部分が残り、いくつかの補修作業が必要かもしれない。川に沿って土手を高く築き、緩衝地帯を広げるなど再度の氾濫を防ぐための予防工事である。その補修の部分がこのケースでは認知行動療法であろう。そして補修を何度も重ねて繰り返すことで限りなく元の川の流れを次第に取り戻していったと考えられる。泥臭く粘り強く、根気のいる対応が長く続いたが、その甲斐《かい》あってこの患者さんの場合はあれだけひどかった強迫症状がまるでウソのように消えてしまった。信じ難いことに自覚的にも他覚的にも全くなくなったのである。ｒＴＭＳがその最初の道筋をつけたことに間違いはないが、最終的に起こったことは身を置いた療養環境に加え、ご本人のたゆまぬ努力とご家族の強い熱意の賜物である。異常な神経回路に乗っ取られたとしても正常な神経回路の痕跡は脳内にまだ強く刻み込まれており、そこを強めることができれば強迫観念や強迫行動を弱めることができるであろう。概略的な理論としては「異常な神経回路のどこかに何らかの手段で外から干渉をかけることができれば元の神経回路の流れを修復できる可能性が高まる」ということである。さらに大胆に言えば「外部からの干渉電気信号はホメオスタシス（生体恒常性）機能を促し、異常になった神経回路をリセットして本来の神経回路の方向に導くのではないか」と個人的には考えている。想定される強迫症の神経回路は複数あるが、すべて脳の前頭葉皮質《ぜんとうようひしつ》という場所を含んでいる。今回のｒＴＭＳで磁気刺激を行った部位はこの前頭葉である。磁気刺激のパルスは深さ１・５〜２・０㎝まで障害物を越えて到達できるので頭皮、頭蓋骨を通過して大脳表面の皮質を直接刺激することが可能となる。もっと具体的に言えばｒＴＭＳに設置しているコイルに高圧電流を流して変動磁場を発生させ、それが大脳表面の神経細胞に到達する。その磁場により神経細胞に電気信号が生じ、それが次々に周囲の神経細胞に伝播《でんぱ》していく。これを何度も繰り返すことで神経細胞同士の正常なつながりがだんだんと強化され、広範囲に及んで電気信号の流れがスムーズになっていく。回路を構成するのは興奮性神経と抑制性神経であり、この二つがハーモニーを描きながら働くことで回路の機能が適切に維持されるが、ｒＴＭＳのリセット効果で両者のハーモニーバランスが復活するようだ。回路の異常により流れが速くなっていた場所は次第に遅くなり、流れが滞って遅くなっていた場所は次第に速くなり、全体として元の調和した機能を取り戻していく。逆にそうでなければ病状の改善に対する説明が難しくなる。脳の表面で起こった変化は基本的に備わっている脳の深部に至る循環回路へと波及し、病気で失われていた循環回路の働きのスムーズさを取り戻していく。読者の皆様にわかりやすく説明するため私見を交えての話となった。専門家からのご批判が出れば謹んでそれを受け止めようと思う。一般に磁気治療と言えば健康グッズのいわゆる磁気ネックレスを思い浮かべ、磁気が血行を良くして脳の具合を改善するイメージを持つ人がいるが、そういうものとは全く次元が異なる。磁気ネックレスの微弱な磁気では頭蓋骨を通過すること自体そもそも無理である。

最近、「社会実装」という言葉をよく耳にするが、これは得られた研究成果を社会問題解決のために応用、展開することを意味する。ｒＴＭＳはニューロモデュレーション（神経修飾）という医療技術に属するが、ニューロモデュレーションの中では社会実装が一番進んでいると感じる。研究レベルで高い効果が認められ、大手新聞で大発見として大々的に報じられてもそれが実際に応用されて実臨床のレベルで普遍的に広く普及するまでには莫大な時間と労力、コストを要する。その過程で多くのものが日の目を見ることなく消え去っていくのが悲しい現実である。ｒＴＭＳが日本でうつ病の保険適用を認可されるまでにもたくさんの先人たちの研究とさまざまな努力の積み重ねがあり、その偉業に心から深い敬意を表したい。そして我々一般の臨床医の使命はごく一般の患者さんたちのためにこの社会実装の幅を広げていくことにある。その他のニューロモデュレーションとして脳内に電極を留置して刺激する脳深部刺激療法（ＤＢＳ）、全身麻酔下で人為的に安全な形でてんかん発作を引き起こす電気けいれん療法（ＥＣＴ）などが社会実装として展開されている。しかしこれらはデバイスの脳内と体内への埋め込み手術、全身麻酔を伴う大掛かりな治療という点で心理的、物理的なハードルが高く、なかなか一般的なレベルでの普及は難しそうである。文中に出てくる「脳深部刺激術による難治性強迫性障害の治験」というのはまさにこのＤＢＳである。強迫症に関する主回路は前頭葉―線条《せんじょう》体《たい》―視床《ししょう》―前頭葉と脳の表面から奥に行って再び回って戻ってくる仕組みになっており、脳の深部にあるこの回路上の特定部位に電極を留置してそこに電気刺激を加えることで異常な回路に干渉をかける。理論的にはｒＴＭＳと共通する点がある。ＤＢＳは脳内の特定部位の刺激によりパーキンソン病治療などですでに社会実装されている。ＥＣＴは比較的重度の統合失調症、うつ病の治療にかなり以前から用いられているが、なぜ効くのかまだ不明な点が多い。ｒＴＭＳの利点は覚醒下で自分の治療経過を自身でモニターしながら行える点にある。万一、何らかの違和感、異変を治療中にご本人が感じたらその場の自己申告にてすぐに治療を中止できる。また磁気刺激による頭皮の痛みを除けば身体に侵襲的な要素がほとんどないことも長所であり、そのため万人に受け入れられやすい治療法である。ＤＢＳのように電極の常時留置と刺激で人格が変わらないかとの漠然とした危惧も、ＥＣＴのように全身麻酔で自分が知らぬ間に何が起こるのかという過度の恐怖と不安もｒＴＭＳ治療においては不要である。前述の前頭葉―線条体―視床―前頭葉の回路は大きく分けて三つのルートが想定される。

①　背外側前頭前野《はいがいそくぜんとうぜんや》―尾状核《びじょうかく》―視床―背外側前頭前野
②　眼窩《がんか》前頭前野《ぜんとうぜんや》―被殻《ひかく》―視床―眼窩前頭前野
③　内側前頭前野《ないそくぜんとうぜんや》・前帯状回《ぜんたいじょうかい》―側坐核《そくざかく》―視床―内側前頭前野・前帯状回

の３ルートである。また一部の強迫症では病的不安対象の状況類似的な拡大が認められ、海《かい》馬《ば》と扁桃体《へんとうたい》を中心にした恐怖条件付けが病態に関わることが示唆される。（この本の中で言えば、汚れた感覚が「あるもの」から「別のもの」へと移って広がっていくような観念である。汚れた人の触った物が今度は汚れてしまい、その物に触れられなくなる。汚れた人が歩いた階段が汚れてその階段を以後歩けなくなるだけでなく、他の階段すべてが汚れてしまったと感じ、どんな階段も歩けなくなる。理屈に合わない不合理な恐怖と不安の面的な広がりがある。パニック症では一度パニック発作が起こった状況に類似した場所でもパニックが起こりそうになる感覚が増し、自分にとって安全とは思えない空間が次々と積み重なって増えていく。「般化」と呼ばれるこの病態基盤が強迫症でも共通して存在する可能性がある（拙著『実践&実戦　rTMS療法うつ病編』（星和書店）で、うつ病治療におけるニューロスターの直接の刺激部位は左背外側前頭前野《ひだりはいがいそくぜんとうぜんや》であり、間接的に扁桃体の過活動を抑制して恐怖条件付けを消去できることを症例から詳細に述べ、重度のパニック発作が消失した別の症例についても触れている。また前述の痛みと下行性疼痛抑制経路の関係についても具体的な症例を交えて記載しているのでご興味があれば一読いただきたい）。強迫症のケースで仮に①のルートに障害があり、かつ扁桃体の過活動による条件付けが病態の中心になっていれば理論上、ニューロスターによるrTMS療法が奏功してもおかしくはないであろう。②、③に関してもニューロスターによる刺激は間接的に影響を及ぼせるが、より脳の深部に磁気刺激を到達させうるdeepTMSの方が効果は高いかもしれない。ただし本邦での正式な導入はこれからであり、強迫症の保険適用の目途《めど》も立っていない。当然ながら刺激部位をさまざまに変えられる選択肢が多いほど、よりたくさんの方が治療の恩恵を受けられるだろう。誰もが罹患《りかん》する可能性があって、しかも命に関わるがんの新しい治療法は世間から脚光を浴びるが、リアルワールドで多くの人が病状を抱えている強迫症の新しい治療法にも適切なレベルで光が当たってほしいものである。

今回ｒＴＭＳ治療を受けられて患者さんとご家族は奇跡のようなことが起こったとたいへん喜ばれた。私も自分の理論どおりのことが実際に起こったのでうれしさは格別である。さらに驚くべきことに強迫症の治療に用いられる高用量の抗うつ薬の服用を2年以上中止してもその間に症状の再発が見られない。現在、強迫症状の治療は終了していることになる。一般に病気が進行すればするほど治療はそれに比例して困難になっていく。歴史に「if」を持ち込むのは禁忌だが、もしもっと早い時期にこの治療に出会えていればご本人とご家族のその後の人生は大きく変わっていたかもしれない。今回の治療の結果が特定の条件に当てはまる人にだけ訪れる奇跡なのか、あるいは多くの強迫症の患者さんに程度の差はあれ等しく訪れる軌跡なのかは現時点ではわからない。強迫症状と言っても上記で説明したように病因としてさまざまな亜種が含まれるからである。この患者さんの場合は発達特性もあり、幻聴や幻視など統合失調症とも診断できる症状が存在している。知的障害、発達障害、統合失調症に強迫症を併存していると仮定すれば、その治療を行うことは強迫症単独の治療を行う場合より格段と難しくなる。「自分なら治せる」と自信を持って公言できる精神科医はほぼいないだろう。いずれにしろこの手記の体験談が同じ病気で苦しむ方やご家族の希望の灯になることは間違いない。

サン＝テグジュペリの名作『星の王子さま』の中で王子様は出会ったきつねから「本当に大切なものは目には見えないよ」と教えてもらう。確かにそのとおりだ。目には見えない大切な脳内の回路の異常が、目に見える形で異常な言動を起こし続けて社会はもちろん家庭内でもたくさんの問題を抱え続ける。ご本人もご家族もそれに振り回されて憔悴《しょうすい》しきってしまう。その行動に本人の意思は介在しない。本当はそんなことをしたくないのに不安に突き動かされてせざるをえない無限の連鎖となる。なんたる悲劇であろうか。「待てば海路の日和あり」で病気が自然に治っていくならもちろんそれが一番望ましい。しかし現実の世界は吹き荒れる嵐の如く厳しい航海の連続であり、最後にはきっと良くなると信じていた薬物療法とカウンセリングも単なる気休め程度のものになっていった。目に見える患者さんの異常行動は周りから嘲笑《ちょうしょう》され、ご家族もそのことで厳しく責め立てられる。「自分たちで何とかできるものならとっくにそうしている！」そう叫びたくなるのも無理はなかろう。そしてもはや生きる意味を見出せなくなるところまで追いつめられていく。初めてお母様がこちらに来られた時、「もうこれ以上は生きていけません。強迫症の行為で病院にご迷惑をおかけしないように入院中は私が付き添います。すべての責任は私が負うので磁気刺激療法をなんとか受けさせてください」との相談と懇願を受け、マクロの視点に立って「回路を変えろ！」の発想で良くなる可能性はあると説明し、病院内部で協議してから治療を始めたことを覚えている。「義を見てせざるは勇なきなり」との決断からのスタートである。使用した機器は厚生労働省の薬事承認を受けた米国ニューロネティクス社のニューロスターであり、使用プロトコルは日本での保険適用のうつ病治療に準じて行っているが、治療回数はそのプロトコルの基準より増やしている。自覚的、他覚的な病状の変化に応じて施行回数は調節していくことに決めた。ご本人にうつ病の症状はなく、保険適用外での治療のため入院費を含めてすべての治療費は全額自己負担になる。結果的にご家族にとってたいへん高額な費用が発生した。現時点での本邦のｒＴＭＳの保険適用は中等症以上のうつ病であり、強迫症について保険適用が認められる目途は立っていない。保険適用外の治療を行うかは個々の病院の判断に任せられており、国内において普遍的に受けることはできない。だからこの体験談は磁気刺激療法で大幅な改善が見られた参考事例として、読者の皆様の脳裏に留めておいていただきたい。現在日本で治療機器としての認可を受けている、うつ病のＴＭＳの機器は2種類で、その一つがニューロスターである。米国では今回使用したコイルと異なる形状のコイル、刺激プロトコルを用いてニューロスターは強迫症治療の認可を受けている。そのノウハウが日本に正式に導入されて真の意味での社会実装が進み、困っている多くの方々に新しい治療法が届けられることを心から願う。人種のるつぼと言われ、さまざまな生い立ちを背景に遺伝的多様性を持つ米国人の強迫症治療に効果があるなら、「日本人への効果と安全性が不明なので……」などと強弁することは正直馬鹿げている。この体験談が嚆矢《こうし》となって国内での社会実装の流れに微力でも勢いがつけば私にとって大きな喜びである。現在、この患者さんは強迫の症状で諦めていた夢を取り戻し、「働きたい」、「恋人を作って結婚したい」、「子供も欲しい」と目を輝かせながら我々に語られる。正直、なかなか難しそうな課題なのでそれをなだめるのに苦労している。遅れてきた反抗期のように、親元を離れて自立したい気持ちでの言動に困ることもあるが、それでも今の本人の姿はそれまでの悪夢が消えたご家族の目にはとても幸せな光景に映る。今となってはDBSの治験が流れ、参加できなかったことは逆に良かったであろう。人工物にて脳内を物理的に侵襲することなく強迫の症状が消えたのだから。そしてご本人は「モーニング娘。」の大ファンということもあり、強迫性障害と診断されたことを公表した元メンバーの道重さゆみさんに対して「こんなにひどかった私が治ったのだから、さゆみんも必ず治るよ」と元気に遠くからエールを送られている。

最後に、このたびの治療については、「期待できる治療法も生活の場もなくなり、もう二人で死ぬしかない」との切実で悲痛な訴えが地域住人から届けられ、社会福祉法人の設立理念である「地域の困窮者救済」の精神を踏まえて人道上の見地から、病院運営者と協議の上で保険適用外の入院診療に至った特例のケースであった旨を強調して記しておく。また著者のご厚意から文中では過分なご紹介をいただいている私だが、実際には全く秀でた点がない凡人であることを正直に告白しておく。ただ病院自体に関しては誇れる点があると思っている。人気テレビドラマ『ブラックペアン　シーズン2』で、二宮和也さん演じる天才心臓外科医の天城雪彦が、自分の構想する理想の病院「スリジエハートセンター」の三要件を述べるシーンがある。

まず病院から海が見えること、次にカモメが飛んでくること、そして桜並木が病院の前に広がっていることだと彼は言う。そのシーンを観ながらまさにこれは我々の病院のことではないかと感じた。シーガルとは海カモメのことであり、実際にカモメが飛来する。海と桜並木については鳴門シーガル病院のホームページからご確認いただけるであろう（拙著『実践&実戦　rTMS療法うつ病編』では日本の精神科医療発祥の地として当院の成り立ちを紹介している）。もちろん理想の病院を織り成すのは建物だけではなくそこで働く人たちも含まれる。筆者から「そこで働く人たち」を文中で高く評価していただいたことに最大級の感謝の気持ちを表したい。最新の医療機器による治療の重要性は否定しないが、「病気を治したい」との当事者の強い意志の発動が何よりも必要である。その素直で熱い気持ちが自然と伝播し、それに呼応する形で医療者側も熱量をもって動く。患者に寄り添う医療というのはそういうものだ。『ブラックペアン　シーズン1』の最終回に出てくる言葉のとおり、医療とは「最後は人」の関係性で成り立つことに誰も異論はなかろう。

著者

宇沢あき代（うざわ　あきよ）

1961年生まれ。西日本在住。看護師。地元の高校と看護学校を卒業後、総合病院で勤務。

1986年に結婚、二女を授かる。

1999年、次女の世話のため病院を退職。

以後、次女の病状に合わせてパート勤務と休職を繰り返す。現在は高齢者施設にパート看護師として勤務。

娘の強迫症：巻き込みの渦が消えるまで
～三十年の道のりとrTMS療法との出合い～

2024年12月13日　初版第1刷発行

著　者　宇沢あき代
発行者　石澤雄司
発行所　株式会社 星和書店
〒168-0074　東京都杉並区上高井戸1-2-5
電話　03（3329）0031（営業部）／03（3329）0033（編集部）
FAX　03（5374）7186（営業部）／03（5374）7185（編集部）
URL　http://www.seiwa-pb.co.jp

印刷・製本　株式会社 光邦

 ISBN978-4-7911-1148-0